全 国 职 业 培 训 推 荐 教 材
人力资源和社会保障部教材办公室评审通过
适 合 于 职 业 技 能 短 期 培 训 使 用

营养配餐基本技能

王 群 郭 迎 主编

中国劳动社会保障出版社

图书在版编目（CIP）数据

营养配餐基本技能/王群，郭迎主编. —北京：中国劳动社会保障出版社，2014

职业技能短期培训教材

ISBN 978-7-5167-0897-2

Ⅰ.①营… Ⅱ.①王… ②郭… Ⅲ.①膳食营养-技术培训-教材 Ⅳ.①R151.3

中国版本图书馆 CIP 数据核字（2014）第 013974 号

中国劳动社会保障出版社出版发行

（北京市惠新东街1号　邮政编码：100029）

*

北京市艺辉印刷有限公司印刷装订　新华书店经销

850毫米×1168毫米　32开本　3.75印张　94千字

2014年1月第1版　2022年2月第12次印刷

定价：9.00元

读者服务部电话：（010）64929211/84209101/64921644

营销中心电话：（010）64962347

出版社网址：http://www.class.com.cn

http://zyjy.class.com.cn

前言

  职业技能培训是提高劳动者知识与技能水平、增强劳动者就业能力的有效措施。职业技能短期培训，能够在短期内使受培训者掌握一门技能，达到上岗要求，顺利实现就业。

  为了适应开展职业技能短期培训的需要，促进短期培训向规范化发展，提高培训质量，中国劳动社会保障出版社组织编写了职业技能短期培训系列教材，涉及二产和三产百余种职业（工种）。在组织编写教材的过程中，以相应职业（工种）的国家职业标准和岗位要求为依据，并力求使教材具有以下特点：

  短。教材适合 15～30 天的短期培训，在较短的时间内，让受培训者掌握一种技能，从而实现就业。

  薄。教材厚度薄，字数一般在 10 万字左右。教材中只讲述必要的知识和技能，不详细介绍有关的理论，避免多而全，强调有用和实用，从而将最有效的技能传授给受培训者。

  易。内容通俗，图文并茂，容易学习和掌握。教材以技能操作和技能培养为主线，用图文相结合的方式，通过实例，一步步地介绍各项操作技能，便于学习、理解和对照操作。

  这套教材适合于各级各类职业学校、职业培训机构在开展职业技能短期培训时使用。欢迎职业学校、培训机构和读者对教材中存在的不足之处提出宝贵意见和建议。

人力资源和社会保障部教材办公室

简介

  本书针对营养配餐员的需求，首先简要介绍营养配餐基础，包括人体所需能量及营养素、各类食品的营养价值等知识；然后介绍营养配餐的主要环节，包括不同人群（学龄前儿童、学龄儿童、青少年、老年人）的营养配餐技能，部分常见病人群（肥胖症患者、高血压患者、高血脂症患者、高血糖和糖尿病患者、冠心病患者）的营养配餐技能；最后简单介绍了食品卫生安全常识。

  本书从当前营养配餐岗位实际需要出发，针对职业技能短期培训学员的特点，基本不涉及复杂的理论，强化了技能的通用性和实用性。全书语言通俗易懂，通过本书的学习，学员能够达到营养配餐相关岗位的技能要求。本书还可供初涉或从事营养配餐工作的人员参考。

  本书由王群、郭迎主编，李建民、丁千梁参与编写，徐洪义主审。

目录

第一单元 营养配餐基础

模块一 营养配餐概述

随着科技的进步和人们生活水平的不断提高，亚健康和慢性疾病已成为现代社会人们所关注的焦点。科学运用营养学知识，采取合理的膳食制度（全天的食物定时、定质、定量地分配给食用者的一种制度）和烹调方法，来满足不同人群营养需要的营养配餐员已经越来越重要，并具有广阔的职业发展前景。

一、营养配餐

按人体所需，根据食物中营养物质的含量，设计一天、一周或一个月的营养食谱，从而使摄入人体的蛋白质、碳水化合物、脂肪、维生素、矿物质和水等几大营养素合理搭配，平衡膳食。

二、中国居民膳食指南

（1）食物多样，谷物为主，粗细搭配。

（2）多吃蔬菜、水果和薯类。

（3）经常吃奶类、豆类及其制品。

（4）经常吃鱼、禽、蛋、瘦肉，少吃肥肉和荤油。

（5）注意减少烹调油的用量，多吃清淡少盐膳食。

（6）食不过量，多做运动，保持健康体重。

（7）科学合理分配三餐，零食补充要适当。

（8）每日保证充足的饮水，适量选择饮料。

（9）饮酒不贪杯。

（10）多吃新鲜、卫生、不变质的食物。

三、膳食宝塔及其应用

1. 中国居民的平衡膳食宝塔

中国居民的平衡膳食宝塔（见图1—1）共分五层，其中包含人们日常生活中每天会吃到的主要食物种类。宝塔各层位置和面积不同，反映出各类食物在膳食中的地位和应占的比重。

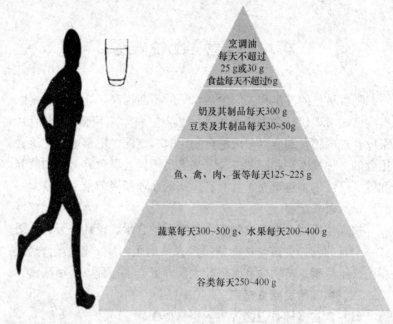

图1—1　中国居民的平衡膳食宝塔

第一层——每人每天应吃的谷类食品：250～400 g。

第二层——每人每天应吃的蔬菜和水果：蔬菜 300～500 g、水果 200～400 g。

第三层——每人每天应吃的鱼、禽、肉、蛋等动物性食品：125～225 g（鱼虾 50～100 g，畜、禽肉 50～75 g，蛋类 25～50 g）。

第四层——每人每天应吃的奶类和豆类食品：奶及其制品300 g，豆类及其制品 30～50 g。

第五层——每人每天应吃的烹调油及食盐：烹调油不超过

25 g 或 30 g，食盐不超过 6 g。

除此之外，平衡膳食宝塔图中还有饮水和身体活动的形象，目的是强调饮水和增强身体活动的重要性。水是膳食的重要组成部分，是一切生命必需的物质，其需要量主要受年龄、环境温度、身体活动等因素的影响。在温和气候条件下生活的轻体力活动的成年人每日至少饮水 1200 mL（约 6 杯）。饮水不足或过多都会对人体健康带来危害。要主动饮水，少量多次，不要感到口渴时再喝水。

目前我国大多数成年人缺乏体育锻炼，建议成年人每天进行累计相当于步行 6000 步以上的身体活动。

2. 平衡膳食宝塔的应用

（1）确定适合自己的能量水平

膳食宝塔中建议的每人每天各类食物适宜摄入量范围适用于一般情况下的健康成人。在实际中应根据年龄、性别、身高、体重、劳动强度、季节等情况适当调整。

能量是决定食物摄入量的首要因素，体重是判定能量平衡的最好指标，每个人应根据自身的体重及变化适当调整食物的摄入，主要应调整的是含能量较多的食物。

（2）根据自己的能量水平确定食物需要

膳食宝塔中建议的每人每天各类食物适宜摄入量范围适用于一般情况下的健康成人，应用时应根据自身的能量需要进行选择。

（3）食物同类互换，调配丰富多彩的膳食

应用膳食宝塔可把营养与美味结合起来，按照同类互换、多种多样的原则调配一日三餐。如以粮换粮、以豆换豆、以菜换菜、以肉换肉等。

（4）要因地制宜充分利用当地资源

我国幅员辽阔，各地的饮食习惯及物产各不相同，只有因地制宜充分利用当地资源才能有效地应用膳食宝塔。

（5）养成并坚持平衡膳食的好习惯

膳食对健康的影响是长期的结果。平衡膳食宝塔需要从小养成习惯，并坚持不懈，只有这样才能充分体现其对健康的促进作用。

（6）各食物所需所占百分比

为了保持身体健康，必须保证每天三餐、按时进食；在每天摄入的总能量中，早、中、晚餐的能量应当分别占30%、40%和30%左右。谷类在每日食物摄入量中占33%左右，蔬菜水果类在每日食物摄入量中占31%左右，蛋肉鱼类在每日食物摄入量中占20%左右，奶豆类在每日食物摄入量中占12%左右，油脂类在每日食物摄入量中占4%左右。

四、营养食谱编制原则

1. 保证营养平衡

（1）品种要多样，数量要充足，既能满足就餐者需要又应防止过量。对一些特殊人群，如学龄儿童和青少年、孕妇和乳母，还要格外注意一些营养素的补充，如钙、铁、锌等。

（2）膳食中各营养素比例要科学合理。能量来源及在各餐中的比例要适宜，具体来讲，蛋白质中保证优质蛋白质的比例；脂类中保证植物油作为油脂的主要来源；同时还应保证碳水化合物和各矿物质的摄入。

（3）食物搭配要平衡，如膳食中的主与副、粗与精、荤与素、酸与碱等搭配。

（4）制定合理的膳食制度（一日三餐分配），采用科学的烹调方法。

2. 照顾不同地区及特定人群的饮食习惯，保持饭菜的口味

保证膳食多样化，照顾就餐者的饮食习惯。同时，注意烹调方法，应做到色香味美、质地宜人、形状优雅。

3. 考虑季节及市场的供需情况

熟悉市场供选择的原料，了解其营养特点。

4. 兼顾经济条件

食谱既要符合营养要求，又要保证消费者在经济上的承受

能力。

五、营养配餐员职业简介

1. 职业内容

根据用餐人员的不同特点和要求，运用营养学的基本知识配制适合不同人群合理营养要求的餐饮产品的人员。

2. 职业特点

营养配餐员是复合型人才，既要懂营养又要会烹调，是以心智技能为主的职业，被誉为保证人民健康的第一保健医生。其基本要求是：具有熟练、准确的计算和操作能力，手指、手臂灵活，有一定的语言表达能力，并具备正常的色、味、嗅辨能力。

3. 职业目标

满足人们日益增长的健康服务需要，科学引导人们的膳食结构，为社会输送急需的应用型营养人才。

4. 职业要求

营养配餐员应具备常用烹饪原料知识，饮食营养学知识，食品、个人及环境卫生安全知识，成本核算知识，相应的法律知识等。

5. 职业道德

（1）忠于职守，热爱本职。

（2）讲究质量，注重信誉。

（3）钻研业务，开拓创新。

（4）遵纪守法，协作互助。

6. 职业前景

随着经济的日益发展和人民生活水平的不断提高，国民的饮食有了很大改善。但还是有不少人缺乏营养学知识，不懂得膳食平衡，导致像高血压、糖尿病、肥胖症等病症的发病率逐年提高。如何科学搭配饮食，这需要一个系统的标准，于是营养配餐员因需而生。

中国的厨师人数 1 200 万，按照每名厨师服务于 10 名就餐者计算，每天有 1.2 亿人在外就餐。按照每个经营单位平均有

30 名厨师计算，为每 30 名厨师配备 1 名营养配餐员，就是 400 万个岗位需求。可见营养配餐员的发展市场巨大，前景广阔。

模块二　人体所需能量及营养素

一、能量

能量贯穿于营养学始末，人体需要不断地消耗能量来维持各种生命活动。

1. 能量单位

（1）焦耳（joule，J）。1 焦耳相当于 1 牛顿的力使 1 千克的物体移动 1 米所消耗的能量。营养学上常用单位是千焦耳（kJ），简称千焦。

（2）卡（calorie，cal）。1 卡是 1 克纯水由 15℃ 升到 16℃ 所需要的能量。营养学上常用单位是千卡（kcal）。

单位换算：1 千卡＝4.184 千焦

小知识

什么是能量系数？

能量系数即每克碳水化合物、脂肪、蛋白质在体内产生的能量。

碳水化合物：16.7 千焦（4 千卡）/克

脂肪：37.6 千焦（9 千卡）/克

蛋白质：16.7 千焦（4 千卡）/克

2. 能量消耗及膳食来源

人体的能量消耗主要包括基础代谢、体力活动、食物热效应以及生长发育。

碳水化合物、脂肪和蛋白质是人体内的三大产能营养素。我国膳食能量主要来自于富含碳水化合物的各种粮食，膳食能量的辅助来源是富含脂肪和蛋白质的油料作物，含较多脂肪和蛋白质的动物性食物则是膳食能量的重要组成。

二、营养素

世界万物的生长都需要营养，而人的营养是从外界摄取食物，经过消化、吸收及代谢变为身体中所需要的物质来维持整个人体生命活动的。这些维持人体生命和健康的物质就是营养素。蛋白质、碳水化合物、脂肪、维生素、矿物质和水，被公认为是人类赖以生存的六大营养素，其中蛋白质、碳水化合物和脂肪又是人体主要的产能物质。科学合理地选择营养素，均衡饮食，是人们远离疾病，健康生活的关键。

1. 蛋白质

蛋白质是构成人体组织器官的主要物质，由碳、氢、氧、氮等元素组成，此外还含有硫、磷、铁等元素。其中的氮，是碳水化合物和脂肪所没有的，因此蛋白质是其他营养素所无法取代的。

小知识

氨基酸是构成蛋白质的基本单位。必需氨基酸是人体必不可少的，在体内必需氨基酸不能合成，而只能从食物中获取。一般来说必需氨基酸有 8 种，包括赖氨酸、蛋氨酸、亮氨酸、异亮氨酸、苏氨酸、缬氨酸、色氨酸和苯丙氨酸。此外，组氨酸是婴儿期的一种必需氨基酸。

优质蛋白质即完全蛋白质，所含必需氨基酸品种齐全，数量较多，比例均衡。优质蛋白质既可以维持人体健康，也可以促进生长发育。常见的优质蛋白质有动物性蛋白质，以及植物性蛋白质中的大豆蛋白质。

（1）生理功能。蛋白质是构成人体的主要成分，是修补和更新人体的主要物质。人体的大脑、血液、神经、骨骼、肌肉、皮肤甚至毛发、指甲等都是由蛋白质组成的。此外，人的生长发育也离不开蛋白质。人体新陈代谢过程中所需要的各种酶、激素以及具有免疫能力的抗体等都是由蛋白质构成的。另外，1 克蛋白质在人体内氧化时，可产生约 16.7 千焦能量。

（2）食物来源。肉类、禽蛋类、乳类、鱼虾类、坚果类、谷类、大豆及其制品等。

提示

　　动物性食物蛋白质的消化率比植物性食物蛋白质高，因此，虽然人乳、牛乳、鸡蛋中的蛋白质含量偏低，但其必需氨基酸品种齐全，具有很高的营养价值。

链接

　　各类植物性蛋白质所含氨基酸的数量及比例不同，日常生活中配餐员可以通过蛋白质的互补作用合理搭配，以满足人体需要。

　　蛋白质互补作用原则：食物种属越远越好、食物种类越多越好、食用时间越近越好。

（3）摄入过量或缺乏引发的问题。蛋白质摄入过量会增加肾脏负担，还可能引起痛风性关节炎。蛋白质摄入不足对于儿童来说会造成大脑发育受损，对于成人来说会引发消化不良。同时，蛋白质摄入缺乏会影响能量表现，具体表现为消瘦无力、营养不良、全身浮肿、免疫力下降。

（4）蛋白质在烹调中的应用。由于蛋白质广泛存在于烹饪原料之中，因此营养配餐员在烹制美味膳食时必须了解和掌握蛋白质在烹调加热过程中的各种变化，以便灵活运用。

1）蛋白质的变性。在烹饪中，以下三种情况会使蛋白质变性。

①加热使蛋白质凝固。在烹调菜肴时，富含蛋白质的动物性原料加热都可使蛋白质凝固。如熘肉片、涮羊肉、蒸水蛋、清蒸鱼等。由于原料表面受高温作用，蛋白质变性凝固，原料内部的

养分和水分不易溢出，这样促使肉质食物既可变得鲜嫩可口，又可保存其营养价值。蛋白质的加热凝固受多种因素影响，营养配餐员特别要注意的是加盐的时机问题。如制作炖鸡汤等汤菜时，在制作前都不可先放盐，以免蛋白质凝固，原料的鲜味得不到析出，汤汁的味道不够鲜美；制作盐水卤菜时，如盐水鸭、盐水鹅等，则必须在制作汤卤时先将盐放入，目的是尽量减少蛋白质的渗出，让原料的鲜味保存其中。

②搅拌使蛋白质产生凝胶。在制作鱼圆、肉馅、鱼糕等肉丸类食物时，将肉泥加入适量的水和盐，顺一个方向充分搅拌，肉泥的持水能力增强，产生较强的黏弹性，形成凝胶，这时的食物会变得细致嫩滑，弹性十足。

③振荡使蛋白质变性。把鸡蛋中的蛋清和蛋黄分开，将蛋清用力搅拌振荡，这样蛋白质原有的空间结构就会发生变化，引起蛋白质变性。变性后的蛋白质空间结构产生变化，体积扩大，形成黏稠的蛋白糊，可用于制作"芙蓉类"菜肴和蛋糕等。

2）蛋白质的水解。人们品尝到鱼、肉之美味，其实是这些富含蛋白质的食物原料在烹调时水解出来的最终产物——氨基酸。分解后的氨基酸不仅有利于人体的吸收，对提高菜肴的色、香、味、形也起着重要作用。

①水解作用使菜肴产生鲜香味。如将牛肉、猪肉或鸡、鸭等动物原料在100℃左右的温度下加热，食物原料中的蛋白质与水就会发生水解反应生成氨基酸，如果在菜肴中再适时加些醋，这样不仅可使菜肴更加鲜美，而且也有利于人体的消化和吸收。

②水解作用使蛋白质形成明胶。这是一种胶原蛋白，如常见的"肉冻""皮冻""蹄冻"及"水晶类"菜肴。胶原蛋白主要存在于动物的结缔组织中，当在水中加热到一定温度时会溶化收缩，形成明胶，即为"冻"。

2. 碳水化合物

碳水化合物是由碳、氢、氧组成的，它是自然界存在最多、分布最广的一类有机化合物，也被称为糖类。包括单糖，如葡萄糖；双糖，如蔗糖和乳糖；多糖，如淀粉。

（1）生理功能。体内的碳水化合物可以提供能量和节约蛋白质，是构成机体的重要物质，参与许多细胞的生命活动。同时，体内碳水化合物还具有维持神经系统、抗生酮及增强肝脏解毒能力的功能。食物中的碳水化合物是主要的能量营养素，可以改变食物的色、香、味、形，并能够提供膳食纤维。

小知识

膳食纤维是一种非淀粉多糖加木质素的碳水化合物，其生理功能有：利于消化、吸收和排便，预防肥胖、冠心病、胆结石、糖尿病及结肠癌等。其主要来源为植物性食物，如水果、蔬菜、豆类、坚果、谷类等。

（2）食物来源。粮谷类、番薯类、蔬果类、坚果类及蔗糖等。

（3）摄入过量或缺乏引发的问题。碳水化合物摄入比例过高，会产生过量的热量，可引起肥胖、高血脂等多种慢性疾病，对儿童来说则大大增加了龋齿的发病率。碳水化合物摄取不足，可能会造成人的脱发、失忆和肌肉疲乏无力等症状。此外，食物中的碳水化合物具有保护蛋白质的作用，如果摄取不足会增加酮症酸中毒概率，诱发糖尿病、肾病、心肌梗死等风险。

（4）碳水化合物在烹调中的应用。我国人民的膳食结构中碳水化合物产生的能量占总能量的 $60\%\sim70\%$，这也决定了碳水化合物是烹调中重要的食物原料，如米、面中的淀粉，调味料中的蔗糖、饴糖，以及各种调料用的淀粉。碳水化合物在烹调过程中结构、性质以及营养素的变化对平衡膳食中主食及菜肴的色、香、味、形及营养起着十分重要的作用。

在烹调和食品加工中，蔗糖的应用频率相当高。蔗糖是双糖，在酸或酶的作用下可以转化为一分子葡萄糖和一分子果糖的混合物，这种混合物就是转化糖。转化糖不仅甜度大还有和蜂蜜相似的风味，利用转化糖制作出的糕点外表光洁，松软可口。转化糖不易结晶，配餐员在制作拔丝菜肴时可适当加一点酸使蔗糖产生少量转化糖，这样不但可以增加出丝长度还可以延长出丝时间。

当蔗糖溶液过饱和时，蔗糖分子有秩序地排列在一起重新形成晶体糖粒的现象称为蔗糖的再结晶。烹调中制作挂霜菜肴、挂霜糕点就是利用蔗糖再结晶的原理。操作方法是先将蔗糖加水熬化，再将炸好的原料放入糖液中充分搅拌并取出，待冷却后食物表面即挂上一层"白霜"。

在无蛋白质存在时，蔗糖加热到 $150\sim200$℃时，生成焦糖等黑褐色物质，此过程为焦糖化反应。焦糖化反应控制得当才能使食物具有悦人的色泽和风味，烹调中常利用蔗糖的焦糖化原理烹制红烧类菜肴。

当蔗糖与含有蛋白质的食物一起烹调时易发生羰氨反应。它能使食品生色增香，产生深褐色的类黑色素。食品加工时，如烘焙面包时产生的金黄色，烤肉时产生的棕黄色，以及啤酒的黄褐色、酱油和熏醋的深褐色，都与羰氨反应有关。

烹调中常用的麦芽糖是含有糊精成分的饴糖，其随着温度的升高而呈现不同的颜色，即浅黄→红黄→酱红→焦黑→炭化。北京烤鸭诱人的色泽就是利用饴糖的这一特性，烤鸭皮色呈酱红时鸭子正好成熟。麦芽糖具有黏度高、流动性好的特点，可用于制作萨其马、糖耳朵等糕点。

烹调中常用到的淀粉多用于上浆、挂糊和勾芡。浆稀时，用于爆和炒；浆稠时，用于炸和熘。在一定油温下，原料表面淀粉发生糊化现象，油不易浸入，水分也不易挥发，既能减少原料营养素的丢失，又可以使菜肴鲜滑爽嫩。

3. 脂类

脂类由碳、氢、氧组成，其包括范围广，化学结构差异大，生理功能各不一样，包括甘油三酯和类脂（糖脂、磷脂、固醇类）两大类。在蛋白质、碳水化合物、脂肪三大产能营养素中，脂肪产能量最高。其特点是不溶于水，但易溶于有机溶剂中。

（1）生理功能。供能、储能；构成身体组织和细胞的重要成分；提供必需脂肪酸；促进脂溶性维生素的吸收；保持体温，保护脏器、肌肉及关节；改善食物风味，具有饱腹感。

提示

人体生命活动不可或缺，但又不能被机体合成而必须由食物供给的脂肪酸为必需脂肪酸。

（2）食物来源。膳食中的脂肪主要是含有饱和脂肪酸较多的动物脂肪（如奶油、鱼肝油、肉类等）及含有不饱和脂肪酸较多的各类植物油（如大豆油、花生油、芝麻油等）。

（3）摄入过量或缺乏引发的问题。脂肪摄入过量会产生肥胖，并会诱发很多相关慢性疾病。脂肪摄入不足，会引发生长迟缓、生殖障碍、皮肤受损及皮疹等多种疾病。

（4）脂类在烹调中的应用。在烹调食品时，脂类是必不可少的原料，具体作用主要表现在以下几个方面。

1）传热介质。脂类在加热时油温上升快、幅度大，若停止加热或减少火力，其温度下降也快，这样有利于烹饪过程中配餐员对火候的掌握，以便制作出鲜嫩、酥脆、外焦里嫩等不同质感的菜肴。油脂在加热后能储存较多的热量，烹调时的煎、炒、烹、炸会将较多的热量迅速而均匀地传递给食物，这也是加工烹调时食物能快速成熟的原因。

2）赋予菜肴香味。油脂在加热后会产生游离的脂肪酸和具有挥发性的物质，从而使菜肴具有特殊的香气。油脂还可将加热形成的芳香物质由挥发性的游离态转变为结合态，使菜的香味和口感变得醇正柔和。人们在咀嚼食用时，它们的香味会自然出来，令人回味无穷。

3）润滑作用。油脂的润滑作用在烹制菜肴时有着广泛的应用。如在制作面包时常加入适当的油脂以降低面团的黏性，这样会有利于加工操作并增加面包表面的光洁度和口感。在制作菜肴时也常利用油脂的润滑作用防止原料黏结。如将调味、上浆后的主料食材在下锅前加些油，便于原料散开、成型。

操作技能

用油原则：用好油、少用油、常换油。

用油须知：

花生油——可以补锌，但较油腻，易上火。

大豆油——不宜高温煎炸，易产生油烟，但其营养成分丰富，可增强免疫力，增加体重。

玉米油——不饱和脂肪酸高达86%，人体吸收率可达98%，富含维生素E，可降低血液中的胆固醇，提高新陈代谢功能，抗氧化。玉米油是"三高"患者的理想之油。

橄榄油——含较多油酸，易吸收，被公认为是最有益健康的食用油之一。可降低胆固醇，预防冠状动脉心脏病。

调和油——可以调节血脂、预防心脑血管疾病和延缓衰老等。

4. 维生素

维生素即维他命，是维持生命活动，保持身体健康所需要的一类低分子有机化合物。维生素在体内不能合成，需从食物中获取，虽然人体所需量甚微，但其在机体代谢、生长、发育过程中有着不可忽视的作用。根据维生素的溶解性质，维生素可分为脂溶性和水溶性两大类：脂溶性维生素主要有维生素A、维生素D、维生素E、维生素K等；水溶性维生素主要有维生素C、B族维生素、叶酸、泛酸、烟酸、生物素等。

　　（1）维生素 A

　　1）生理功能。能维护视力，预防夜盲症；保持机体免疫系统和上皮组织的结构和功能完整；配合维生素 D 和钙来维持骨骼、牙齿的生长发育；预防甲状腺肿大；具有抗氧化功能，可抑制癌症；保持生殖腺体的功能，维持胚胎发育，促进生长。

　　2）食物来源。动物性食物有乳制品、禽蛋以及动物肝脏、内脏等。植物性食物有菠菜，其他红、绿、黄色蔬菜及水果等。

　　3）摄入过量或缺乏引发的问题。维生素 A 摄入过量会引起中毒，主要表现为：食欲减退、脱皮落发、皮肤干燥、恶心腹泻、肝脾肿大、四肢疼痛、生长发育停滞等。孕妇若摄入过多维生素 A，还有可能导致生育先天性畸形儿。维生素 A 摄入不足会使视力减退，引起干眼病和夜盲症，同时还会加重肾、膀胱结石以及引发生殖失调等症状。儿童若维生素 A 摄入缺乏，还会导致生长缓慢，骨骼、牙齿发育不全。

　　（2）维生素 D

　　1）生理功能。维持血液中钙、磷浓度，并促进钙、磷吸收；促进骨骼、牙齿钙化及生长；具有免疫调节功能。

　　2）食物来源。动物肝脏、鱼肝油、禽蛋，以及高脂海鱼和奶油等。此外，适量的户外活动、接受日光照射也可获取维生素 D。

　　3）摄入过量或缺乏引发的问题。维生素 D 摄入过量会引起中毒，导致软组织转移性钙化和肾衰竭，甚至会致死。还会影响儿童的生长、发育。维生素 D 摄入不足会引发小儿佝偻病、龋齿，导致成人骨质软化症、老人骨质疏松以及手足痉挛症等。

　　（3）维生素 E

　　1）生理功能。具有抗氧化作用，能够保持红细胞完整，抗动脉硬化，改善免疫功能，提高视力，抗癌；促进蛋白质更新，延缓衰老，抑制血小板聚集，维持生殖器官的正常功能。

2）食物来源。植物油、坚果类、种子类、豆类、谷类、动物内脏、禽蛋类及一些绿叶蔬菜等。

3）摄入过量或缺乏引发的问题。维生素E摄入过量毒性症状不明显，而摄入不足易导致溶血性贫血。

（4）维生素C

1）生理功能。具有抗氧化作用，能够维持细胞膜的完整性，促进伤口愈合；有助于钙、铁吸收，降低血液中胆固醇含量；有解毒作用，能预防感冒及癌症。

2）食物来源。新鲜蔬菜和水果。

3）摄入过量或缺乏引发的问题。维生素C摄入过量，易增加腹胀、腹泻和泌尿结石的危险。维生素C摄入不足易造成机体疲劳，皮肤瘀点，牙龈、眼球出血，抵抗力低下，伤口难愈合等症状；重度缺乏时会造成肌肉、关节出血，引发坏血病等。

（5）维生素B_1

1）生理功能。增进食欲、促进生长、参与代谢，并能防止神经炎和脚气病。

2）食物来源。动物内脏、瘦肉、谷类、豆类等。

3）摄入过量或缺乏引发的问题。维生素B_1摄入过量症状少见，而摄入不足易损害神经血管系统，主要表现为患脚气病。

提示

过量饮酒会造成维生素B_1的大量流失，谷类等过于精细加工操作，及烹调不当，如加碱、高压蒸煮等，也会使维生素B_1有所流失。

（6）维生素B_2

1）生理功能。参与蛋白质、碳水化合物、脂肪三大营养素的能量代谢；参与细胞生长代谢，是机体组织代谢和修复的必需营养素，可以强化肝功能、调节肾上腺素分泌；提高机体对蛋白质的利用，促进生长发育，维护皮肤和细胞膜的完整性，对体内铁的转运作用很大。

2）食物来源。动物性食物中含量较高，以肝脏为首。新鲜蔬菜也含有较多维生素B_2。

3）摄入过量或缺乏引发的问题。维生素B_2摄入过量不易中毒而摄入不足容易使人感觉疲倦，易患各种口腔及生殖综合征，还易患脂溢性皮炎和白内障。

5. 矿物质

矿物质又被称为无机盐，是人体内所有无机物的统称，是构成人体组织和维持正常生命活动的重要物质。按在人体的含量和膳食需要可分为：常量元素（含量占人体总重的 0.01% 以上，每天需要量在 100 毫克以上），即钙、磷、镁、钠、钾、氯和硫；微量元素（含量不到人体总重的 0.01%，每天需要量很少甚至微克），即铁、锌、碘、硒、铜、锰、铬、钼、钴。

链接

健康的人体一般呈弱碱性。配餐员应注意生活中酸、碱食品的合理搭配，提高营养价值。酸性食品是含非金属阴离子较多的食品，主要有肉、蛋、米、面、坚果类等。碱性食品是含金属阳离子较多的食品，主要有牛乳、豆类以及大部分的水果和蔬菜等。

（1）钙

1）生理功能。构成骨骼和牙齿的主要成分；维持神经与肌肉活动，促进酶的活性，促进铁的代谢，缓解失眠，维护心律；参与血凝、激素分泌，维持体液平衡以及细胞内胶质稳定等。

2）食物来源。奶及奶制品的含钙量和吸收率都很高。小虾皮、芝麻酱、大豆及其制品也是钙的主要来源。此外，雪里红、芹菜等含钙量也较为丰富。

3）摄入过量或缺乏引发的问题。钙摄入过量，可能会增加肾结石的患病危险，干扰铁、锌、磷等其他元素的吸收和利用。钙摄入不足，轻度可致肌肉疼痛、痉挛，重度可致心悸、牙齿松动、肌肉强直、骨质疏松症和小儿佝偻病等。

（2）铁

1）生理功能。构成血红蛋白、肌红蛋白的主要成分，调节组织呼吸，防止疲劳，促进 B 族维生素的代谢，提高免疫力和肝的解毒能力，促进生长发育。

2）食物来源。动物的血、肝脏，畜禽鱼肉，干果类及某些蔬菜。

3）摄入过量或缺乏引发的问题。铁摄入过量，易发生血色病，引发心血管疾病。铁摄入不足，易患缺铁性贫血，并引发机体组织生理功能异常。

（3）锌

1）生理功能。作为人体许多酶的成分和激活剂，促进人体生长发育，提高免疫力；是味觉素的成分，可以改善食欲；促进伤口愈合，调节维生素 A 代谢。

2）食物来源。动物性食物含锌丰富且吸收率极高，其中以牡蛎含锌最多。

3）摄入过量或缺乏引发的问题。锌摄入过量，可影响铜、铁的吸收利用，导致机体免疫功能下降。锌摄入不足会影响生长发育，毛发色素变淡，指甲上出现白斑，还会出现食欲不振、味觉迟钝、免疫力低下等症状。

（4）硒

1）生理功能。具有抗氧化、解毒、增强免疫力的作用；促进生长；保护心血管，维护心肌健康；参与甲状腺素代谢，改善视觉，抗肿瘤。

2）食物来源。动物性食品中尤以肝、肾、肉类及海产品含量最多。

3）摄入过量或缺乏引发的问题。硒摄入过量，可致中毒，头发、指甲易脱落。硒摄入不足会导致克山病，还易患心肌病和大骨节病。

（5）磷

1）生理功能。构成骨骼、牙齿的主要成分；是生命物质的重要成分，参与机体能量代谢，调节酸碱平衡。

2）食物来源。肉类、谷类、干果类、种子类等。

3）摄入过量或缺乏引发的问题。磷摄入过量可导致骨质疏松、牙齿易蚀、精神不振等。磷摄入不足，易致骨质软化症、佝偻病及牙齿和骨骼发育不全。

（6）碘

1）生理功能。参与甲状腺素合成，促进机体生长，调节新陈代谢。

2）食物来源。海带、海藻类及其他一些海产品。

3）摄入过量或缺乏引发的问题。碘摄入过量，会造成高碘甲状腺肿、碘源性甲状腺功能亢进等。碘摄入不足，会造成甲状腺肿大。孕妇缺碘会殃及胎儿的生长发育，新生儿童易患呆小病即克汀病等。

提示

　预防碘缺乏最简单易行的方法是普及食用碘化食盐。

---

6. 水

人不吃饭可存活数周，但不喝水数日便会死亡，可见水的重要性。人体中水含量最多，根据年龄和性别不同，人体内的水含量也不同。一般情况下，每日人体摄入与排出的水量大致相等，大约为 2 500 毫升。

（1）生理功能：水是构成人体的主要成分，直接参与物质代谢，是代谢产物的溶剂；促进各种生理活动，是人体生化反应的介质，是营养物质的载体；维持体液的正常渗透压，调节体温，滋润皮肤，润滑组织、关节。

（2）水的来源：最适合饮用的水就是白开水，即煮开沸腾后晾凉的水。因为此时水中的氯气及一些有害物质已蒸发，还能保持必需的营养物质。值得注意的是白开水切勿反复烧开。

（3）摄入过量或缺乏引发的问题：水摄入过量，可诱发水肿、水中毒，表现为肝、肾疾病和充血性心力衰竭等症状。一般情况下人体失水占体重 2% 时，就会感到少尿、口渴；人体失水占体重 10% 以上时，表现为全身无力、精神烦躁、眼球内陷、皮肤少弹性、脉搏增加、血压下降；再失水过多会引发脱水症甚至导致死亡。

（4）水在烹调中的应用：在烹调和食品加工中，水的作用非常重要。作为溶剂，水可以溶解很多物质；很多食物吸水发生膨胀，更易被人体吸收和消化；水焯或冷水泡，可以去除食物中的异味或有害物质，如，黄花菜中的秋水仙碱是有毒的，但焯过再挤掉水分后，黄花菜就变得无毒可食用了。

模块三　各类食品的营养价值

一、食物营养价值

食物营养价值是指食品中所含营养素、能量能满足人体营养需要的程度。但它是一个相对概念，任何一种食物都不能全部满足人体的需要；不同食品的营养价值不同，同一食品的不同品种、部位、产地，其营养价值也有所差异。食物营养价值还会受加工、烹饪、储存等因素的影响，某些食物中还含有天然的抗营养成分。

1. 评价指标

（1）营养素密度。食物中营养素含量与营养素供给量之比。

（2）能量密度。食品中能量含量与能量供给量之比。

（3）营养质量指数（Index of Nutrition Quality，INQ）。食物营养素密度与能量密度之比。INQ＝1时，食品营养素与能量供给平衡；INQ＞1时，食品营养素供给量高于能量；INQ＜1时，食品营养素供给量少于能量。一般情况下，前两种情况营养价值较高，后一种情况营养价值较低，长期摄入会发生营养不平衡情况。

2. 评价意义

（1）了解食物成分，充分利用食物。

（2）了解营养素在加工、烹饪中的变化，运用合理方法保存营养素。

（3）利用食品营养价值评定，合理膳食，营养配餐。

二、植物性食物

1. 谷类食物

包括稻米、小麦、玉米、高粱、小米等。

（1）谷类食物的结构和营养素分布。谷类食物具有相似的结构，最外层是谷皮，谷皮内是糊粉层，再内为占谷粒绝大部分的胚乳和顶端的胚芽。各个部分所含营养成分不均。图1—2所示为谷类食物的结构。

1）谷皮。主要由纤维素、半纤维素等组成，还含有植酸、维生素、蛋白质、矿物质和脂肪。

2）糊粉层。含较多的磷、B族维生素和矿物质。

3）胚乳。含大量淀粉和一定量的蛋白质。

4）胚芽。含较多脂肪、蛋白质、矿物质、维生素E和B族

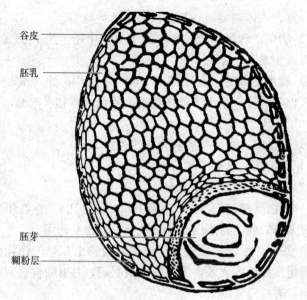

谷皮

胚乳

胚芽

糊粉层

图1—2 谷类食物结构

维生素。

(2) 谷类食物的营养价值

1) 蛋白质。不属于优质蛋白质，主要由谷蛋白、白蛋白、醇溶蛋白和球蛋白组成。

2) 碳水化合物。主要以淀粉形式存在，含量高达 70% 以上。此外还含有纤维素、半纤维素及一些可溶性的碳水化合物。

3) 脂肪。含量较低，主要集中在糊粉层及胚芽中。玉米和小麦胚芽可提取胚芽油，具有良好的保健功能。

4) 维生素。B 族维生素的重要来源。此外，玉米和小米中还含少量的胡萝卜素。

5) 矿物质。含量很少，为 1.5%～3%。主要以钙、磷等植酸盐形式存在，不利消化吸收。

2. 豆类及其制品

(1) 大豆的营养价值

1) 蛋白质。含量 35%～40%，是天然食物中蛋白质含量最高的，富含人体需要而谷类蛋白缺乏的赖氨酸。

2）脂肪。含量 15%～20%，大豆油中还含约 1.6% 的磷脂，并含有维生素 E。

3）碳水化合物。含量 25%～30%，其中一半为淀粉、半乳糖和蔗糖等，另一半为不能消化吸收的棉籽糖和水苏糖，易引起腹胀。

4）维生素。主要是硫胺素和核黄素等。

5）矿物质。含有丰富的钙。

（2）大豆中的抗营养因素

1）蛋白酶抑制剂（Protease Inhibitor，PI）。存在于生豆粉中，对人体的胰、胃蛋白酶等活性有一定抑制作用。

2）胀气因子。主要是大豆中棉籽糖和水苏糖的作用。其可不经消化直接进入大肠，为双歧杆菌利用，并有效促进双歧杆菌的繁殖，有益身体健康。

3）豆腥味。主要是脂肪氧化酶引起的。

4）植酸。会影响人体对矿物质的利用和吸收。

提示

在 95℃ 以上条件下加热 10～15 分钟，或用乙醇减压蒸发法可脱去部分豆腥味。

（3）豆制品。豆制品即为除去大豆内的无用成分而制成的食品，这样既增加了大豆蛋白质的消化率，也提高了其营养价值。另外，由大豆制成的豆芽，可替代新鲜蔬菜产生一定量的抗坏血酸。

3. 蔬菜和水果

蔬菜和水果的营养价值：

（1）碳水化合物。含糖、淀粉、纤维素和果胶等。所含种类及数量因其种类和品种不同而差别很大。

（2）维生素。提供抗坏血酸，是胡萝卜素、核黄素及叶酸的重要来源。

（3）矿物质。含钙、磷、铁、钾、钠、镁、铜等，可维持机体的酸碱平衡。绿叶蔬菜一般富含钙、铁等，但要注意的是，在烹调时，为便于这些无机盐的吸收，应去除部分草酸。

提示

巧除草酸：草酸有良好的水溶性，为去除草酸可以在加工蔬菜时用开水烫焯一下。

（4）芳香物质、有机酸、色素。蔬菜、水果中含有的各种芳香物质、色素，赋予了蔬菜、水果良好的外官和香味。芳香物质即为日常我们所说的精油。水果中的有机酸因种类、品种和成熟度不同而不同。有机酸可以促进食欲，有利于消化，同时还可以使食物保持一定酸度，对维生素 C 等的稳定性具有保护作用。蔬菜、水果中还含有一些酶、杀菌物质和具有特殊功能的生理活性成分。

三、动物性食物

1. 畜、禽肉及鱼类等水产品

（1）畜肉的营养价值

1）蛋白质。含量为 $10\%\sim20\%$，畜肉蛋白质富含必需氨基酸，品种和比例接近人体需要，易于消化吸收，是优质蛋白质。

2）脂肪。含量为 $10\%\sim36\%$，肥肉则高达 90%。脂肪在动物体内的分布，因肥瘦程度和存在部位不同而差异较大。畜肉类脂肪以饱和脂肪为主，熔点较高。

3）碳水化合物。含量极小，主要以糖原形式存在于肝脏和肌肉中。

4）维生素。富含 B 族维生素，肝脏中则富含维生素 A 和维生素 B_2 等。

5）矿物质。含量 $0.8\%\sim1.2\%$，铁、磷含量较高，畜肉是膳食铁的重要来源。

（2）禽肉的营养价值

1）蛋白质。含量约为20%，含氮浸出物较多。

2）脂肪。含量很少，熔点较低，易于消化吸收。

3）碳水化合物。含量极少。

4）维生素。含有较多维生素A和维生素E。

5）矿物质。含有锌、硒、镁等微量元素。

小知识

禽肉汤为何比畜肉汤鲜美？畜肉和禽肉中都含有能溶于水的含氮物质，但相比之下，禽肉的含氮物质更高，所以禽肉汤比畜肉汤更鲜美。

（3）鱼类等水产品的营养价值

1）蛋白质。含量为15%～25%，易于消化吸收，营养价值与畜、禽肉相似。氨基酸组成中，色氨酸偏低。鱼类中的含氮物质主要是胶原蛋白和黏蛋白，这也是鱼汤冷却后为什么会产生凝胶的原因。

2）脂肪。含量为1%～3%，主要分布在鱼类的皮下和内脏周围。鱼的脂肪多由不饱和脂肪酸组成，熔点低，消化吸收率高，具有降血脂、防止动脉粥样硬化等作用。另外，海产品中的虾子、蟹黄中富含胆固醇。

3）维生素。是维生素B_2的重要来源，海鱼肝脏则富含维生素A和维生素D等。

4）矿物质。含量为1%～2%，稍高于肉类，富含磷、钙、钠、钾、镁、氯。海产品中的牡蛎富含铜，虾皮富含钙。

2. 奶及奶制品

奶富含全面的营养成分，成分比例适宜，易消化和吸收，主要提供优质蛋白质、维生素A、维生素B_2和钙等。它能满足新生儿生长发育的全部需要，也是老人和病人等体质较弱人群的理想食品。

（1）奶的营养价值。奶是由蛋白质、乳糖、脂肪、矿物质、维生素、水等组成的复合乳胶体。呈乳白色，温甜味香。脂肪含量和比重是评定鲜奶质量的指标。

1）蛋白质。含量约为3%，消化吸收率较高，必需氨基酸含量及构成与鸡蛋近似，属于优质蛋白质。

2）脂肪。含量约为3%，以较小微粒分散于乳浆中，易消化吸收。

3）碳水化合物。主要以乳糖形式存在，含量比人乳低。乳糖具有调节胃酸、促进胃肠蠕动，有利于钙吸收和消化液分泌的作用；还可促进乳酸菌的繁殖，抑制腐败菌的生长。

4）维生素。牛奶中维生素含量随季节和奶牛的饲养方式不同而不同。尽管如此，牛乳还是富含人体所需的各种维生素，尤以维生素 B_1、维生素 B_2、维生素 B_{12} 和维生素 A 较多。

5）矿物质。含量为 $0.6\% \sim 0.7\%$，钙、磷、钾含量丰富。其中钙含量最高，容易消化和吸收。

小知识

有些人喝牛奶易腹胀、腹泻，这是因为肠道中缺乏乳糖酶，这种现象被称为乳糖不耐受症。

提示

用牛奶喂养婴儿时，因其乳糖含量低于人乳，应在调节蛋白质含量和构成之外，注意增加甜度。另外，牛奶中铁的含量很低，如果用牛奶喂养婴儿，应注意补充适量的铁。

（2）奶制品的营养价值。鲜奶经加工，可制成许多奶制品，主要包括消毒牛乳、奶粉、炼乳、奶油、奶酪和酸奶等。

1）消毒牛乳。鲜牛奶经加工杀菌后，可直接饮用。营养价值与鲜牛奶相似，市售消毒牛乳一般常强化维生素 D 等。

2）全脂奶粉。鲜奶经消毒，除去大部分水分，制成雾状微粒。

3）脱脂奶粉。生产工艺同全脂奶粉，其中原奶多了脱脂程序，这一过程会损失一些维生素，口味较淡。适用于中老年人、肥胖患者、腹泻儿童和不宜摄入脂肪较多的消费者。

4）调制奶粉。以牛奶为基础，按照人乳构成的模式及特点，加以调制使其各种营养成分接近人乳。

5）酸奶。鲜奶加热消毒接种乳酸菌后而变成的发酵制品。酸奶营养丰富，容易消化吸收，还能刺激胃酸分泌。适用于消化道功能不良的婴幼儿及老年人。

3. 禽蛋类

常见的禽蛋主要有鸡蛋、鸭蛋、鹅蛋和鹌鹑蛋等，鸡蛋在日常生活中最为常见。

（1）禽蛋的结构。蛋类一般由蛋壳、蛋清、蛋黄三部分组成。

（2）禽蛋的组成成分及营养价值

1）组成成分。在可食用部分，蛋清和蛋黄分别约占 2/3 和 1/3。蛋清中的营养素主要是蛋白质，是维生素 B_2 的良好来源。鸡蛋蛋白质含有人体所需要的必需氨基酸，而且组成与人体接近，极易消化和吸收，是食物中理想的优质蛋白质。在进行食物蛋白质营养质量评价时，常以鸡蛋蛋白质作为参考蛋白。

2）营养价值。蛋黄中多含钙、磷和铁等矿物质，此外还含有较多的维生素 A、维生素 D、维生素 B_1 和维生素 B_2 等。同时，蛋黄中磷脂较多，含有较高胆固醇。蛋类中的铁含量虽多，但吸收率很低。

四、减少营养素流失的烹调方式

食品经过加工和烹调，在杀菌的同时改善了食品的色、香、味，使之更易消化吸收，但在加工烹调中食品也会丢失一些营养素。因此，在营养配餐的烹调加工中，要趋利避害，提高食品营养，促进消化吸收，控制不利因素，尽量减少营养素流失。

1. 米类的烹调

米类的淘洗会损失较多营养素，洗的次数越多，水温越高，浸泡时间越长，营养素也就损失越多。米类以蒸煮为宜，不宜丢弃米汤只吃捞饭。

2. 面食的烹调

蒸、煮、炸、烙、烤等是面粉常用的加工方法。蒸包子、烙饼时，营养素不易损失。但煮饺子、面条和汤圆时，大量营养素都溶解在面汤中，不宜浪费煮过的面汤，利用原汤化原食。少吃炸制面食，因其维生素已几乎全部流失。

3. 豆类的烹调

豆制品经浸泡、细磨、加热等处理，抗胰蛋白酶被破坏，大部分纤维素被去除，消化吸收率明显提高。大豆加热后还可提高铜、铁、锰、锌的利用率。而不同的加工和烹调方式，大豆蛋白质的消化率也明显不同。如大豆在加工成豆浆、豆腐后蛋白质消化率极大提高。另外，也要注意大豆粉中脂肪的提取，以便得到更多的矿物质。

4. 蔬菜的烹调

浸泡蔬菜会使 B 族维生素和维生素 C 损失，切菜过程中也会损失部分维生素 C。建议在洗菜时用流水冲洗，不宜在水中浸泡，应先洗后切，勿切太碎。做汤或焯菜时应等水烧开了再将菜放入锅中，不应过分挤掉水分。烹调蔬菜时，切忌反复翻炒加热。

5. 肉类的烹调

烹调肉类时应注意方法，保持其蛋白质营养成分。烹调方法宜用炒、蒸和煮，不宜炸和烤，烹调时加热时间不宜过长，应大火急炒。煮汤时，应加醋并将骨头拍碎后再煮，这样做可促进钙的溶解，易被人体吸收。肉类烹调的上浆挂糊，是先用淀粉或鸡蛋在食物的表面形成绝热的保护层，避免食物中营养素氧化和蛋白质变性及维生素的分解。在肉类食物中加些酸，可以保护食物中维生素不被氧化。另外，勾芡用到的淀粉也有保护维生素 C 的作用。

在烹调肉类时，过早加入盐会使肉质中的水分析出，同时由于盐的存在，会使蛋白质过早凝固，使肉块紧缩、肉质发硬，不易熟烂。因此在肉类菜肴的制作过程中不要过早地加入食盐。烹饪肉类时突然加入冷水也会导致营养素的损失。肉质原料中含有大量的蛋白质和脂肪，沸腾的肉汤中突然加入冷水会让肌纤维收缩、脂肪凝固，使肉质不容易熟烂，需要加热更长时间，因此会损失更多的营养。另外，不要将处于冷冻状态的食品原料进行快速解冻，例如将待用的原料放在暖气边、火炉旁、热水中，甚至用微波炉来解冻。通过这种方式解冻的食物往往会产生很多水，尤其是解冻肉类等食材时，流出的水分会更多。这些水分原本是食材中的一部分，含有大量的营养素，现在以水分的形式流失掉，营养大大损失。同时，由于肉类中缺少了必要的水分，烹调时的肉也会变得僵硬，大大影响口感。因此在烹制肉类等食材时，应当提前将原料拿出，放在冷藏室中解冻。

6. 鱼类及水产品等的烹调

红烧或清炖鱼会损失较多维生素，损失的水溶性维生素和矿物质会出现在汤里；蒸、煮会对糖及蛋白质部分水解，使水溶性维生素及矿物质溶解，在食用以上烹调的鱼类食物时应连汤带汁一起吃。炸鱼时，应在鱼表面撒些面糊，避免与油接触，减少维生素损失。

虾蟹类中的对虾味道鲜美，营养价值丰富，可用于红烧、熘炒等。基围虾肉质爽滑、松软鲜嫩，常用于爆炒、白灼等。龙虾身长肉厚，甲硬多棘，肉味鲜美，最宜蒸煮后蘸醋食用。小龙虾最流行的做法就是麻辣爆炒。另外，虾米和虾皮均适合做馅、煲汤、煮烩等。蟹类亦可蒸煮后蘸醋食用，这样最能体现其原味鲜美。蟹黄还可做汤或其他配菜。

健康烹调技巧

1. 蒸

蒸以水蒸气为加热介质。水蒸气温度为100℃，营养素不会因高温而遭受严重破坏。在用蒸汽加热的过程中，食物被水蒸气包围，避免了食物在高温下被氧气氧化。食物在蒸的过程中并不与水发生直接接触，营养素不会溶解到水里流失。蒸还避免了煎炸带来的高能量问题。煎炸食物会吸附大量油脂，并且高温下油脂会发生聚合，聚合物不但不容易被吸收，还会产生有害物质，而蒸则完全避免了这些问题。可以进行蒸食的炊具有多种，但值得注意的是，如果采用瓷器作为容器进行高温蒸食的话，要注意重金属污染。其他以水为介质的烹调方式如炖、煮等，具有与蒸相同的优点，唯一不同的是食材浸没在汤汁中进行加热时，会有一些水溶性营养素流失。

虽然蒸的方式有利于健康，但没有必要只用蒸的方式进行烹调。减少煎炸食物，增加水果蔬菜，用不同的烹调方式制作出口味丰富的食物，激发食欲、促进健康才是营养配餐的最终目的。

2. 低油、少盐

由于低油、少盐烹调法不直接加入油盐，这样烹制出的食品难免过于清淡，口味不佳。为了弥补这个缺点，可在菜肴中加入辣椒等香辛料；制作凉拌菜时加入紫菜、海带增加菜肴的鲜味。其中一些食物由于本身不用添加油盐就可以烹制出可口的菜肴，如肉类食物本身含有丰富的油脂，在加热过程中加入适当的香辛料便可烹制出香气四溢的菜肴。

3. 炊具的选择

为了满足现代人们对健康的需求，越来越多的企业早已研发出了不用油、盐也可烹制出与油炸食品口味非常相似的食物的炊具。如一些不粘锅，在炒制菜肴时不放油也不会发生糊锅、粘锅等情况。再如一些蒸汽锅，虽然以蒸汽为加热介质，但是其烹制的薯条外观与油炸薯条非常相似。配餐时使用这些炊具再配以适当的香辛料可以制作出口味极佳的薯条、鱼片和肉片等。在这些炊具中虽然部分炊具使用了化学涂层，但厂商为了避免涂层在加热时分解产生有害物质，大都采用了自动温控设备或温度提示功能，以保证烹制食品的安全性。

第二单元　不同人群的营养配餐

根据营养配餐员的工作性质和接触人群，本书暂不涉及孕妇、乳母及婴幼儿配餐内容。

模块一　学龄前儿童的营养配餐

一、学龄前儿童的生理特点

学龄前是指 3 周岁至六七周岁入学前，在上幼儿园这一阶段的儿童。学龄前儿童正处于生长发育的关键阶段，智力发育快，活动量大，新陈代谢旺盛。因此，学龄前儿童所需能量和各种营养素均高于成人。这一阶段的儿童，饮食结构逐渐由软到硬，由半流质到接近成人水平，由奶类制品为主过渡到以谷类食品为主，食物种类的选择也逐渐增多。尽管如此，学龄前儿童的咀嚼和消化能力还远不如成人，容易饥饿但又容易消化不良。因此，营养配餐员应重视对食物的加工、烹调方法，使食物口感细软，容易消化，此外还需注意酌量加餐。

二、学龄前儿童的营养需要

学龄前儿童基础代谢率高，生长发育迅速，活动量较大，故所需消耗的能量也较多。男孩每日能量的摄入要比女孩多。学龄前儿童所需蛋白质主要为满足机体细胞、组织的生长。学龄前儿童蛋白质推荐摄入量约为每天 50 克，其中一半来自动物性食物蛋白质和豆类蛋白质。

这一阶段儿童的膳食基本完成了从奶制品到谷类的过渡，谷类中的碳水化合物是其能量的主要来源，提供的能量为总能量的 $50\%\sim60\%$。值得注意的是，配餐员应控制学龄前儿童摄入过多的糖和甜食，一般不应超过 10 克，以免引起肥胖、龋齿。必需脂肪酸对儿童的生长发育、免疫能力提高、大脑发育以及神经髓鞘的形成有着非常重要的作用。一般情况下，学龄前儿童每天每千克体重需 4~6 克脂肪，占总能量的 30%～35%。配餐员应注意学龄前儿童膳食中脂肪的供给量要适当，否则易引发肥胖。

维生素存在于天然食物中，学龄前儿童对于维生素需要量虽然不大，但若供给不足，会影响身体生长和健康，尤其注意维生素 A、维生素 C 及维生素 B_1、维生素 B_2 的供给。矿物质参与人体的新陈代谢，如钙、铁、锌、碘等，学龄前儿童须通过日常膳食来补充。

三、学龄前儿童的配餐建议

1. 学龄前儿童的食物选择

为满足学龄前儿童对各种营养元素的需要，膳食配餐应注意品种多样化、搭配多元化。配餐员应注意食物品种的选择和变化，如荤素搭配、粗细交替、软硬适中、温度适宜。同时，食物的香味和形状也要能引起学龄前儿童的食欲。

2. 学龄前儿童的配餐注意事项

（1）满足膳食营养需要。能量、蛋白质、脂肪以及各种维生素和矿物质均应满足学龄前儿童的生长需要。膳食配餐既要品种多样、数量充足，又要防止过量。

（2）营养素比例要适宜。能量的来源及需要量在各餐中的比例要适宜。保证膳食蛋白质中优质蛋白质的比例。同时还要保证碳水化合物的摄入，以及各种维生素、矿物质之间的比例。

（3）食物的搭配要合理。主食与副食、粗与精、荤与素的搭配要平衡。食物品种多样化，发挥食物在营养学上的互补作用，使其营养全面而平衡，尽可能做到一周的菜式和点心不重复。

（4）一日三餐分配合理。学龄前儿童活动量大，但胃容积较小，易感饥饿。配餐时应适当增加餐次，以三餐两点制为宜。原则上三餐分配量如下：早餐、早点 30%，午餐、午点 40%，晚餐 30%。

（5）重视加工、烹调方法。学龄前儿童咀嚼及消化能力远低于成人。因此，他们的食物要专门制作，主食类以米饭、面条及点心为主。肉类食物宜制成肉糕、肉饼，或加工成肉丁食用。蔬菜则要切碎、煮软。烹调时，应尽量减少食盐和调味品的使用。烹调方法宜采用蒸、煮、炖等。每天的食物制作要尽量更换品种及烹调方法，同时注意色彩、香味及形状的搭配。

表2—1列出了学龄前儿童不宜过多食用的食物。

表2—1　　　　学龄前儿童不宜过多食用的食物

食物	原因	不良反应
糖果、甜点	过多糖分	糖分过多导致神经系统的维生素 B_1 缺乏，易产生"嗜糖性精神烦躁症"
鱼片干	含氟过多	易引起慢性氟中毒，牙齿会变得粗糙发暗
爆米花、皮蛋	含铅过多	易引起儿童发育迟缓和智力减退，年龄越小，神经系统受损程度越大
果冻	含增稠剂、香精、酸味剂、着色剂、甜味剂	没有营养价值，常吃会对儿童生长发育和智力健康造成障碍
味精	含谷氨酸钠	可造成机体缺锌，肝脏细胞易受损

四、学龄前儿童的食谱定制

3周岁至六七周岁，处在上幼儿园阶段的学龄前儿童，身体生长正处于旺盛期，且已具备了较好的吃饭能力。配餐员配餐时，应尽量将食品制作得和成人餐类似，但切忌添加刺激性食物，另外还可适当增加水果、豆浆及奶制品等。

表2—2所示为学龄前儿童一周配餐，可作参考。

表2—2　　　　学龄前儿童一周配餐

	早餐	加餐	午餐	加餐	晚餐
周一	煮鸡蛋、饼干、菠菜米粥	奶粉	大枣米饭、肉炒五丁、酱猪肝	苹果	花卷、肉末炖茄子、拌黄瓜
周二	牛奶、面包和果酱	牛奶	绿豆米饭、肉末炒胡萝卜、木须黄瓜	橘子	麻酱烧饼、酱爆猪肝、肉炖豆角土豆

	早餐	加餐	午餐	加餐	晚餐
周三	小米粥、茶叶蛋、拌黄瓜	酸奶	米饭、炸带鱼、鸡蛋菠菜汤、凉拌西红柿	香蕉	豆包、肉炖胡萝卜块、肉末豆腐
周四	饼干、八宝粥、五香花生	豆奶	玉米枸杞粥、酱翅中、拌三丝	西红柿	菜肉包子、大米粥
周五	面包、奶粉、火腿、小酸黄瓜	芝麻糊	红小豆米饭、海米菠菜、西红柿炒鸡蛋	梨	米饭、萝卜丸子汤
周六	面包、果汁、五香黄豆	酸奶	芸豆米饭、炖海带豆腐、鹌鹑蛋	火龙果	发糕、四喜丸子、拌豆芽菜
周日	云吞、茶叶蛋、馒头、酱黄瓜	豆浆	木须饭、烹大虾、萝卜粉丝汤	香瓜	炸酱面、拌菜心、酱牛肉

模块二 学龄儿童的营养配餐

一、学龄儿童的生理特点

学龄儿童是指 6、7～12 周岁进入小学上学的儿童。学龄儿童生长发育仍持续稳步增长。学龄儿童每年的体重增量为 2～2.5 千克，身高增量为 4～7 厘米。儿童生长发育的过程是连续的，各组织系统发育是有先后顺序的。年幼时皮下组织较发达，到学龄期时肌肉组织才开始发育。儿童身体各部分的生长速度也不同，四肢生长要先于躯干，下肢要先于上肢。学龄儿童除生殖系统外，其他各组织、器官及系统已逐渐接近成人水平，独立活动的能力大大增强，可以接受成人的大部分饮食。学龄儿童平日的活动变为以学习为主，活动量大大减少，体重有所下降，这一阶段的儿童需要配餐员在营养膳食方面多加留意。

二、学龄儿童的营养需要

学龄儿童生长发育速度平稳，基础代谢率较高。体力、智力也在迅速提高，这也是为即将到来的青春期迅猛生长而做好充分的营养准备，因此这一阶段的儿童对能量的需求接近或超过成人。但学龄儿童的消化能力依然尚未成熟，营养配餐时还应注意能量摄入过多可能会造成的肥胖。学龄儿童所需蛋白质已接近成人，蛋白质供能占总能量的 12%～14%。蛋白质缺乏会使儿童生长发育缓慢，因此配餐员应保证学龄儿童优质蛋白质尤其是动物性蛋白质的摄入量。学龄儿童碳水化合物摄入量占总能量的 55%～65%，脂肪摄入量占总能量的 25%～30%。对学龄儿童来说，脂肪摄入过多是导致其成年后肥胖及患心血管疾病的主要原因。所以在为学龄儿童配餐时，配餐员应尽量选用含必需脂肪酸较高的植物油。此外，配餐员应保证学龄儿童维生素 A、维生素 C 及 B 族维生素的摄入量，并注意补充适量的钙、铁、锌、碘等。

三、学龄儿童的配餐建议

1. 膳食多样化，营养素平衡

（1）在能量供给充足情况下，注意蛋白质的质量和其他营养素的供给。

（2）为学龄儿童配餐时，注意荤素搭配、粗细搭配、干稀搭配、生熟搭配等。

（3）加工烹调时，注意食物中动植物蛋白质的互补作用，减少水溶性维生素的流失。

（4）合理选择主副食，注意营养平衡及多样化，在色、香、味、形方面下功夫，增进儿童食欲。

学龄儿童不宜过多食用的食物见表 2—3。

表 2—3　　　　学龄儿童不宜过多食用的食物

食物	原因	不良反应
人参	有促进性激素分泌的作用	导致过早性成熟，影响身体正常发育

食物	原因	不良反应
可乐饮料	咖啡因	对中枢神经系统有兴奋作用，对人体有潜在危害
烤羊肉串	熏烤过程中会产生致癌物	在体内积蓄，成年后易发生癌症
方便面	缺乏蛋白质、脂肪、维生素等	诱发营养不良，危害儿童身体健康和智力发育
豆类	豆类含有一种能致甲状腺肿的因子，可促使甲状腺素排出体外	容易使体内甲状腺素缺乏而导致体内甲状腺体积增大

小知识

学龄儿童营养的 8 个"1"：每天 1 升水、1 个鸡蛋、1 杯牛奶、1 个水果、1 斤饭、1 斤菜、100 克肉、100 克豆。

2. 规范饮食制度，保证早餐质量

(1) 男生食量应不低于父亲，女生食量不低于母亲，早餐食量应占全日量的 1/3。

(2) 学龄儿童应吃饱、吃好每天三顿饭，重视早餐，午餐当然也不能马虎。

(3) 一日三餐占能量之比为 30%：40%：30%，适当加次点心以提高学龄儿童的学习效率。

(4) 加点食物的数量不宜过多，质量以稀软或利于儿童消化吸收的食物为主。

提示

小学生不吃早餐的现象较普遍，若长期不吃早餐会使身体健康受损，认知能力下降，从而孩子的学习成绩也会受到影响。故配餐员在制作早餐时，可以选择谷类、肉类、奶类、蔬果等品种，以保证孩子们的营养。

3. 培养良好的饮食行为习惯

（1）少吃零食，饮用清淡饮料，控制食糖摄入。

（2）保证饮食卫生，避免偏食、挑食和暴饮暴食的坏习惯。

（3）加强体育锻炼，避免肥胖和不合理的节食。

（4）考试复习期间，不应盲目依赖补品或提高智力的药物。

四、学龄儿童的食谱定制

学龄儿童日常的大部分时间都是在学校度过的，这一阶段的儿童生长发育相对稳定和连续。根据学龄儿童的生理特点和营养需要，可拟订一周食谱，见表 2—4。

表 2—4 学龄儿童一周配餐

	早餐	加餐	午餐	加餐	晚餐
周一	面包、牛奶、煎鸡蛋、五香豆腐干	芝麻糊	米饭、家熬黄花鱼、五彩银丝（鱼肉丝、葱丝、青椒丝、红椒丝、木耳丝）、肉炒鸡腿菇、猪肝汤	苹果	玉米粥、鸡蛋发糕、鱼香肉丝
周二	面包片和草莓酱、豆奶、煮鸡蛋、酱黄瓜	酸奶	荞麦饭、香菇油菜、糖醋带鱼、红烧豆腐、丝瓜汤	脐橙	绿豆稀饭、猪肉包子、海米冬瓜汤
周三	菜包子、稀饭、咸鸭蛋、拌三丝	花生糊	大枣米饭、胡萝卜烧牛肉、干煸四季豆、拌金针菇、紫菜蛋花汤	梨	三鲜面片、青椒土豆丝、菠菜粉丝汤
周四	麻酱花卷、牛奶、煎鸡蛋、豆豉油麦菜	豆奶	玉米大米饭、木须肉、酱爆洋白菜、南瓜汤	草莓	三鲜水饺、白灼菜心、肉末炒豇豆
周五	窝头、糖醋酥鱼、豆浆、茶叶蛋、腐乳	藕粉	馒头、肉末茄子、牛肉土豆、海带排骨汤	火龙果	菜粥、豆包、榨菜肉丝、西红柿炒鸡蛋

	早餐	加餐	午餐	加餐	晚餐
周六	麻酱烧饼、牛奶、荷包蛋、酱黄瓜	豆奶	银丝卷、木耳炒黄花菜、香菇肉片、萝卜丸子汤	香蕉	红豆稀饭、葱油饼、肉丝炒芹菜
周日	云吞、花卷、拌芥菜丝、鹌鹑蛋	果汁	棒楂饭、宫保鸡丁、醋熘白菜、西红柿鸡蛋汤	猕猴桃	发面饼、肉末豆腐、红烧茄子、酱猪肝、鸡汤面

模块三　青少年的营养配餐

一、青少年的生理特点

青少年正值青春期，相当于初中和高中阶段。青春期是由童年向成年跃进的跳板，是青少年体格和智力发育的关键时期。同时，青少年的学习任务较繁重，活动量较大，所以就更需要营养配餐员加以重视其合理营养与平衡膳食。

1. 体重、身高的变化

青春期是人的第二次生长高峰，青少年的身高和体重会快速增长，特别是体重增长尤为明显。青春期是青少年长知识、长身体、强体质的关键时期，而日后良好的行为习惯和心理健康也是在这个时期逐渐形成的。所以配餐员要注意提供青少年充足的能量及营养素，否则青少年的青春期就会延迟。良好的膳食营养、适当的体育锻炼和合理的作息时间都是影响青少年身心发展很重要的因素。

2. 系统器官的变化

青少年的心脏重量要比新生儿时增加近 10 倍，心肌的厚度增加，肌纤维张力增大，血压和心脏搏出量也在增加，脉搏逐渐变缓，已经较为接近成人标准。青少年的肺重量也要比新生儿时大很多，肺活量大大提高。虽然青少年大脑重量、容量变化不大，但大脑神经、组织结构正在逐步接近成人水平。青少年的丘脑下部、脑下垂体、甲状腺、肾上腺均分泌激素，对青少年的生长发育起着极其重要的作用。

3. 生殖系统的变化

青少年时期第二性征开始出现，生殖器官和内脏功能渐趋成熟，男、女两性形态差别日益明显，到青春期晚期已具备生殖能力。

二、青少年的营养需要

青少年对能量的需要与自身生长的速度成正比，其生长发育所需要的能量占总量供给的 25%～30%。此外，能量的供给还与青少年的性别、年龄、身材及活动量有关。一般情况下，青少年的能量供给要超过从事体力劳动的成人，推荐能量供给为每天 9.6～11.7 千克。青少年能量摄入不足会导致疲劳、消瘦和免疫力下降，长此以往还会产生学习能力障碍；但如果能量摄入过多，则会导致青少年肥胖。蛋白质是生长发育的基础，由于青少年机体细胞大量增殖，而细胞的构成均以蛋白质为原料，因此营养膳食中要供给青少年充足、优质的蛋白质，以满足其生长突增的需要。一般情况下，蛋白质所提供的能量占膳食总能量的 12%～14%。由于青少年的活动量大，能量需要较多，故应在营养膳食中保证碳水化合物的足量摄入。碳水化合物提供的能量占总能量的 55%～65%，同时还应适当增加膳食纤维的摄入。青少年正处于生长发育的高峰，营养膳食中一般不会过度限制脂肪的摄入，脂肪所提供的能量占总能量的 25%～30%为宜。

小知识

脂肪与女生的第二性征发育有关，适龄女生如果机体脂肪含量达到一定程度会出现月经初潮，但如果身体比较消瘦月经时间则会推迟，严重者会出现原发性闭经和继发性闭经等症状。

维生素是青少年生长发育必不可少的，它不仅可以预防某些疾病，还可以提高机体的免疫力。青少年的能量代谢旺盛，对维生素的需要量也相应增加，尤其是对 B 族维生素、叶酸、维生素 C 及维生素 D_6 等的需要。同时，青少年由于骨骼、肌肉、红细胞等机体组织过快增长，矿物质需要量也在增加，尤其是对钙、铁、锌、碘的需要。此外，由于学校的课业负担较重，活动量较大，故青少年所需水量要高于一般成年人，每天大约需摄入2.5升水才可满足人体的基本需求。

三、青少年的配餐建议

（1）多吃谷类食物，以便供给身体充足的能量。谷类作为我国膳食中的主要能量及蛋白质来源，可选作青少年营养膳食中的主食。条件允许的话，最宜选择加工较为粗糙的杂粮或豆类。

（2）营养配餐中要保证青少年摄取足量含优质蛋白质较多的动物性食物，如鱼类、畜肉、禽蛋、奶类、豆类等，以及各种富含维生素、矿物质和微量元素的新鲜蔬果等。

（3）营养配餐中要注意平衡膳食，保证能量及各营养素的摄入比例。同时要做到食物种类和烹调方法的多样化、合理化，避免营养素不足或流失。

（4）引导青少年养成良好的饮食习惯，不挑食、不偏食、不暴饮暴食，更应少吃零食。

小知识

青少年的肥胖现象已经越来越常见，为了减肥他们往往不得其法，盲目节食、喝减肥药。这样做极易引起新陈代谢紊乱，免疫力下降，严重者会出现低血糖、低血钾，甚至死亡。超重或肥胖的青少年，应通过科学合理地控制饮食，少吃或不吃高能食物，并保证一定的活动量，才能使能量的摄入和消耗维持平衡。

（5）青少年的营养配餐应注意合理的膳食制度，保证餐次餐量，如果条件允许，上课间隙应加一次餐。

（6）学习紧张时期及考试阶段，青少年的营养配餐应搭配均衡、清淡，易于消化、吸收。同时，应注意青少年维生素 A、B族维生素和维生素 C、卵磷脂、蛋白质及脂肪的消耗，勿过分依赖脑补品和各类保健品。

青少年不宜多吃的食物见表 2—5。

表 2—5　　　　　　　　青少年不宜多吃的食物

食物	原因	不良反应
猪肝	含有大量胆固醇	使青少年体内胆固醇含量升高，成年后容易诱发心脑血管疾病
浓茶	含有大量鞣酸	容易造成青少年铁缺乏
罐头	含有添加剂	损害身体健康，容易造成慢性中毒
巧克力	含有咖啡因	易造成焦虑不安、肌肉抽搐、心跳加快，影响食欲
鸡蛋	含较高胆固醇	易造成营养过剩

链接

青少年特殊时期的营养膳食

（1）女生的经期饮食。避免食用三类食物：生冷类偏寒性食物，如荸荠、香蕉、鸭梨等，经期食用易造成痛经、月经不调等症状；辛辣类食物，如辣椒、花椒、胡椒等，经期食用易造成痛经、失血过多等症状；酸涩类食物，如杨梅、石榴、杜果、柠檬和醋等，经期食用易造成痛经。

（2）变声期内的饮食。青少年进入变声期，应多摄入富含 B族维生素的食物，忌食辛辣刺激性食物，并注意适量饮水。

四、青少年的食谱定制

根据青少年生理特点及营养需要，青少年要特别注意吃好早餐，可适当增加一些营养丰富的食物，如牛奶、鸡蛋、豆类等，条件允许还可供给一次课间加餐。根据青少年的生理特点和营养需要，可拟订一周食谱，见表 2—6。

表 2—6   青少年一周配餐

	早餐	加餐	午餐	晚餐
周一	面包、豆奶、火腿肠、煎鸡蛋、腌萝卜条	酸奶	棒楂饭、辣子鸡丁、红烧豆腐、农家小炒肉、丝瓜汤	发面饼、酸菜白肉、胡萝卜炖牛肉、烧青菜、绿豆稀饭
周二	豆包、鸡蛋汤、茶叶蛋、卤豆干、腌瓜条	苹果	米饭、海米冬瓜、清炒油麦菜、黄焖牛肉、鱼头豆腐汤	花卷、京酱肉丝、白灼菜心、宫保鸡丁、棒楂粥
周三	银丝卷、鸡蛋羹、拌三丝、豆腐乳、红豆稀饭	牛奶	馒头、炸鱼排、西红柿炒鸡蛋、大拌菜、银耳红枣羹	烙饼、黄豆芽炒肉、青椒土豆丝、素什锦、麦仁汤
周四	鸡蛋发糕、牛奶、草莓	饼干、豆奶	米饭、黄焖排骨、蒜苗炒肉、炒茼蒿、海米萝卜汤	菜肉包子、香椿鸡蛋、拌菜心、小米稀饭
周五	豆腐脑、油条、醋熘白菜、五香鹌鹑蛋	芝麻糊	米饭、可乐鸡翅、香椿拌豆腐、香菇油菜、紫菜蛋花汤	馒头、木须肉、八宝菠菜、炒肝尖、花生粥
周六	云吞、烧饼、咸鸭蛋、拌豆芽菜	猕猴桃	棒楂饭、肉末茄子、酱牛肉、小白菜粉丝、西红柿鸡蛋汤	馒头、海米菜花、芹菜肉丝、青椒鸡胗、菠菜汤
周日	面包、牛奶、果酱、煮鸡蛋、榨菜丝	果汁、蛋糕	米饭、鱼香肉丝、虾仁豆腐、蒜薹肉丝、海带排骨汤	窝头、熬带鱼、葱爆肉、百合西芹、黑米粥

模块四 老年人的营养配餐

一、老年人的生理特点

老年人即为 60 岁以上的特定人群,生理特点与其他人生阶段的生理特点有着明显的差异。这些不同之处也决定了老年人在配餐中要特别注意膳食结构及营养平衡。

1. 消化器官的变化

老年人的牙齿开始产生萎缩性变化,易脱落、磨损,从而影响食物的咀嚼和消化。舌头味蕾逐渐减少,唾液分泌减少,味觉和嗅觉也逐渐降低,表现为食欲不佳。老年人胃黏膜变薄,胃排空时间延长,消化能力大大衰退,易消化不良和便秘。由于胃液和胃酸度下降,胃蛋白酶不足,不仅会影响到对食物的消化,也可能会造成缺铁性贫血。

2. 腺体分泌功能的变化

老年人的胰蛋白、脂肪、淀粉酶等分泌减少,酶活性下降,对食物的消化能力明显下降。机体中的胰岛素分泌减少,老年人对葡萄糖的耐量也相应减少。同时,肝细胞数目也在减少,纤维组织却在增多,故老年人的解毒能力和合成蛋白能力均有所下降。

3. 神经组织功能的变化

老年人机体细胞逐渐减少,大脑重量也在减轻。脑血管硬化,脑血流阻力增大,营养素利用率降低,脑功能逐渐衰退,出现某些神经系统的异常,如健忘、失眠,甚至某些精神方面的症状。

4. 心血管功能的变化

老年人的心脏,主要表现为心肌萎缩、心肌硬化、心内膜硬化,从而导致心脏泵的效率下降,有效循环血量减少。心脏冠状动脉的生理性和病理性硬化,会使老年人出现心绞痛等心肌供血不足的症状。随着年龄增长，血管也会发生一系列变化，血管壁脂质沉积，管壁弹性减退，脆性增加，血压升高。机体脏器的毛细血管数量减少且阻力增大，这样的结果会造成组织血流量的减少，使组织器官出现营养障碍。老年人发生心血管疾病的概率明显增加。

5. 呼吸功能的变化

老年人由于呼吸肌、胸廓萎缩，肺泡、气管及支气管弹性下降，易患肺气肿。

6. 其他变化

（1）皮肤及毛发。老年人皮下脂肪量和细胞内的水分会减少从而使皮肤弹性减退，皮肤松弛，皱纹增多。同时，老年人的毛发开始变细、变疏；黑色素合成障碍会使毛发、胡须变白。

（2）骨骼。老年人骨骼中矿物质含量逐渐增加，而钙含量却在减少，这样会使老年人的骨骼弹性和韧性减低，易出现骨质疏松症。

（3）泌尿系统。老年人的肾脏开始萎缩，肾血流量逐渐减少，肾小球滤过率及肾小管重吸收能力也在下降，肾功能慢慢衰退，易发生尿频现象。

（4）生殖系统。老年人的性功能在逐步减退。

（5）内分泌机能。机体代谢活动大大减弱，解毒能力和免疫功能也在减退，易患感染性疾病。

（6）面部五官。眼睛晶状体弹力下降，睫状肌调节功能减弱，易出现老花眼、视物模糊的情况。老年人的听力也开始下降。

同时，老年人的行动能力和反应能力开始迟缓，言语组织易重复，性情易怒、烦躁，易少言寡语和冷漠孤僻。

二、老年人的营养需要

由于年龄的不断增长，老年人的活动量逐渐减少，机体代谢过程减慢，脂肪组织增加，肌肉组织和脏器功能减退。因此，老年人对能量的需要量也相对减少。老年人营养膳食中的能量摄入主要以维持理想体重为宜。

蛋白质对保证老年人机体的正常代谢，补偿组织蛋白的消耗，增强机体的免疫力极具意义。由于老年人机体的衰老，其蛋白质的利用率下降，为维持体内的氮平衡，这一阶段所需蛋白质普遍较高。同时，老年人对蛋氨酸、赖氨酸等的需要量也相对较高。因此在营养膳食中，配餐员应为老年人提供足量、优质的蛋白质。老年人对血糖调节能力大大减弱，糖耐受量降低，摄入糖类过多易患高血糖、高血脂等症状，因此不宜食用太多甜食。配餐员在老年人营养膳食中应提供适量的膳食纤维，膳食纤维可以促进胃肠蠕动，有效防治因消化系统功能的衰退而导致的老年性便秘，同时，膳食纤维还具有降血糖，防治高血脂、胆石症等功效。

老年人对脂肪的摄入一般应不超过总能量的 25%，适量的脂肪可以供给机体必需脂肪酸和能量，利于脂溶性维生素吸收，增添食品的口感和香味等。过多脂肪摄入，则会引起肥胖、高血脂、动脉粥样硬化、冠心病等。膳食中老年人选择的食用油应以花生油、葵花籽油等植物油为宜。此外，老年人还应避免摄入含胆固醇过多的食物，如动物内脏等。配餐员营养膳食中还应注意老年人维生素 A、维生素 D、维生素 E、维生素 C 及维生素 B_1、维生素 B_2 的食物供给量；矿物质方面，则应注意钙、铁、锌等的摄入量。

随着年龄增长，老年人的体内细胞液逐渐减少，体内水分不足。故在营养膳食中应适当多补充一些汤类、羹类等。老年人饮水宜少量多次，并注意在清晨起床后饮水，这样才能利于促进食欲和体内循环。

提示

　　日常食物中铁的吸收率较低，并且会受到许多其他因素的影响，因此为了在营养膳食中提高铁含量，配餐员在炒菜时宜用铁锅。

三、老年人的配餐建议

（1）在保证老年人的体重、能量及其他营养素供给的前提下，营养膳食中的食物选择不可过于单一，应多样化。

（2）制作老年人膳食时要注意少油、少糖、少盐，粗细、软硬的平衡搭配，多以蒸、煮、炖、焯等烹调方法为宜。

（3）合理安排饮食，提高生活质量。老年人要提倡细嚼慢咽，定时定量，少食多餐。

（4）老年人要保证适量动物性食物、豆类及奶类制品等的摄入。

（5）老年人要多吃新鲜蔬菜和水果，增加膳食纤维，重视预防营养不良和贫血。

老年人不宜多吃的食物见表2—7。

表 2—7　　　　　　　　老年人不宜多吃的食物

食物	原因	不良反应
油条、油饼	脂肪含量高，不易消化	肥胖
高糖食品	高能量	肥胖
动物内脏	高胆固醇	引发心脑血管疾病
银耳	不好消化	肠梗阻
鱼子	高胆固醇、不易消化	引发心脑血管疾病、消化不良
豆腐	含有植酸和胀气因子	阻碍铁吸收、易消化不良

四、老年人的食谱定制

合理膳食是身体健康的物质基础，根据老年人的生理特点及营养需要，食谱的定制应保证老年人从膳食中获得足够的能量和各种营养素。表2—8所示为老年人一周配餐，可作参考。

表 2—8　　　　　　　　老年人一周配餐

	早餐	午餐	加餐	晚餐
周一	豆包、牛奶、鹌鹑蛋、酱笋丝	馒头、葱爆肉、香菇油菜、红豆稀饭	苹果	米饭、红烧带鱼、拌三丝、海带排骨汤

	早餐	午餐	加餐	晚餐
周二	麻酱烧饼、豆奶、荷包蛋、拌三丝	烙饼、醋熘白菜、青椒肉片、小米粥	草莓	米饭、清炒油麦菜、豆腐炖鱼、海米冬瓜汤
周三	面包、果酱、牛奶、煎鸡蛋	花卷、辣子鸡丁、清蒸鱼、绿豆稀饭	脐橙	荞麦米饭、木须肉、鱼香鸡丝、紫菜蛋花汤
周四	燕麦粥、红果馅饼、鸡蛋羹、拌芥菜丝	发面饼、红烧豆腐、榨菜肉丝、青菜粥	樱桃	荞麦米饭、烧海米冬瓜、白菜炖肉、西红柿鸡蛋汤
周五	云吞、烧饼、茶叶蛋、豆豉鲅鱼	红枣米饭、胡萝卜炖牛肉、素烧什锦菇、丝瓜汤	猕猴桃	发糕、宫保鸡丁、烩肚丝、莲藕排骨汤
周六	葱油饼、豆浆、卤蛋、腐乳	窝头、糖醋带鱼、小鸡炖蘑菇、山药粥	枇杷	花生米饭、肉末茄子、八珍豆腐、红枣莲子羹
周日	豆腐脑、春饼、煮鸡蛋、炝土豆丝	米饭、金针菇肉丝、熬黄花鱼、菠菜汤	香蕉	馒头、木耳山药、肉末四季豆、羊肉萝卜汤

第三单元　部分常见病人群营养配餐

　　随着人们生活水平的提高，肥胖症、高血压、高血脂、高血糖、糖尿病、冠心病患者不断增多，而且有明显低龄化的趋势。从事营养配餐的工作人员，不但要能胜任常规配餐工作，更要能承担起特殊人群的营养配餐任务。

模块一　肥胖症患者营养配餐

　　肥胖是指以甘油三酯（三酰甘油）为代表的体内脂肪过多积聚的一种状态，通常是由于热量摄入过多、能量消耗过慢或者机体代谢异常而造成。

一、引起肥胖的不良饮食习惯

　　（1）饮食无规律。饮食无规律会导致代谢异常。一顿饭不吃将会在下一顿吃得更多，致使下顿饭消耗不掉的能量转化为脂肪储存起来；吃完便睡也具有同样的效果，久而久之便导致了肥胖。

　　（2）食用甜食、煎炸食物、肉食等高能食物。现代的生活方式使人们的运动量大幅减少，因此不能将摄入的能量及时消耗掉，剩余的能量便转化为脂肪储存起来，最终导致肥胖。碳酸饮料含糖量较高，喝碳酸饮料不但会吸收大量的糖分，还有可能导致代谢异常。能量超标与代谢紊乱都会导致肥胖。

　　（3）经常吃零食也容易导致肥胖。零食属于高能食品，一天多次进食，很容易导致能量超标。过多进食零食必会导致正餐减少，长此以往不但会引起肥胖，还会导致营养不良。

小知识

　　进食速度过快容易引起肥胖。由于食物未经充分咀嚼便进入胃部，致使食物不能以食糜的形式与胃壁贴合，不易产生饱腹感，从而导致进食量增加，致使能量摄入过多。

二、肥胖症患者配餐原则及注意事项

　　肥胖症患者要限制主食的摄入量，在此基础上加大蔬菜、水果的摄入量。多吃糖分含量低、膳食纤维含量高的水果和蔬菜有利于减肥。膳食纤维不能被消化吸收但会增加饱腹感。水果、蔬菜还会提供充足的矿物质和维生素，保证了肥胖症患者的健康。

　　蛋白质是人体器官、细胞的重要组成成分。由于肥胖症患者的配餐属于低热能配餐，为了达到减肥且不损害健康的目的，应当增加蛋白质的摄入量，以避免虚弱无力、抵抗力下降、器官受损等情况的发生。家禽、鱼、虾、脱脂牛奶、瘦肉都是良好的蛋白质来源。

三、肥胖症患者宜忌食物举例

　　肥胖症患者宜食用的食物见表3—1，肥胖症患者不宜食用的食物见表3—2。

表3—1　　　　　　　肥胖症患者宜食用的食物

食物	原因	机理
蔬菜、水果（低糖）	富含膳食纤维	加速代谢
粗粮	富含膳食纤维	加速代谢
豆制品	含蛋白质	补充蛋白质

表3—2　　　　　　　肥胖症患者不宜食用的食物

食物	原因	机理
米、面	获得能量的主要途径	不利于减肥
高糖水果	含糖	导致肥胖

食物	原因	机理
动物油脂、内脏	脂肪、胆固醇过高	导致肥胖、血脂升高
坚果	油脂含量高	过多食用导致肥胖
零食	高糖、高脂、高能量	能量过高

小知识

烹调时应当以植物油为主，动物油为辅。坚果含有丰富的不饱和脂肪酸，但是其油脂含量高，属于高能食物。

四、肥胖症患者每季一周配餐定制

1. 肥胖症患者每季一周配餐举例

每个肥胖症患者肥胖的原因各不相同，如果是病理性肥胖或伴有严重并发症，应及时到医院就医，根据医生的治疗方案进行配餐。

表3—3至表3—6所示为肥胖症患者春季、夏季、秋季、冬季一周配餐举例，可作参考。

表3—3 　　　　　肥胖症患者春季一周配餐

	早餐	午餐	晚餐
周一	牛奶、馒头、拌三丝（黄瓜、胡萝卜、海带）	米饭、清蒸比目鱼	玉米饼、海带炒肉丝、西红柿
周二	豆浆、全麦面包、酱牛肉	馒头、豆芽肉丝、菠菜汤	莜麦面条、土豆炒肉丝
周三	小米粥、豆包、火腿肉	烙饼、莴笋炒肉丝	大米粥、芹菜花生米、紫菜汤

	早餐	午餐	晚餐
周四	馄饨、鸡丝拉皮（鸡肉、粉皮、黄瓜）	米饭、鲫鱼炖豆腐、山楂	玉米饼、八宝菜（香干、栗子、面筋、白果、玉兰片、腐竹、香菇、胡萝卜）、鸡蛋汤
周五	豆腐脑、麻酱烧饼、里脊肉片、西红柿	发糕、木耳炒肉丝	大米粥、香椿炒鸡蛋、青椒茄子
周六	牛奶、馒头、鱼香肉丝、黄瓜	烩饼、雪里红炒肉丝	砂锅豆腐、烙饼
周日	豆浆、花卷、醋拌蛰头、西红柿	包子、白菜虾仁汤	面条、黄瓜拌豆芽

表 3—4　　　　　　　　肥胖症患者夏季一周配餐

	早餐	午餐	晚餐
周一	牛奶、烧饼、黄瓜拌豆腐、西红柿	米饭、家常熬鱼	小米粥、扒茄子
周二	豆浆、面包、蒜蓉茄泥	西红柿鸡蛋面	玉米粥、清炒豆芽、西红柿（充当餐后水果）
周三	绿豆粥、馒头、鸡蛋、芹菜花生米	米饭、木耳炒肉丝	燕麦粥、木须黄瓜（黄瓜、鸡蛋、木耳）
周四	豆腐脑、玉米饼、凉拌芹菜土豆丝	米饭、素炒茄子（茄子、香干）	烙饼、鲜蘑腐竹、黄瓜
周五	水饺、醋拌蛰头	烙饼、番茄鲤鱼	米饭、醋熘卷心菜
周六	玉米粥、豆包、拌芦笋丝	馒头、炒三丁（鸡肉、黄瓜、海参）	面条、什锦豆腐（豆腐、海参、虾仁、瘦肉、鸡蛋、玉兰片）
周日	锅贴、凉拌木耳	米饭、蘑菇肉片	绿豆粥、拌三丝（黄瓜、胡萝卜、海带）、西红柿（充当餐后水果）

表 3—5　　　　　　　肥胖症患者秋季一周配餐

	早餐	午餐	晚餐
周一	豆奶、玉米饼、黄瓜拌豆腐	面条、韭菜黄炒鸡蛋、西红柿（充当餐后水果）	小米粥、清炒豆芽、黄瓜
周二	芝麻糊、发糕、芹菜拌腐竹	烩饼、清蒸鲑鱼、黄瓜	红豆大米稀饭、拌三丝（黄瓜、胡萝卜、海带）
周三	牛奶、全麦面包、蒜泥黄瓜、西红柿（充当餐后水果）	二米饭（红豆、大米）、山药烧排骨	西红柿鸡蛋面
周四	小米粥、烤馒头片、海带拌豆皮	素馅水饺	瘦肉粥、西红柿（充当餐后水果）
周五	燕麦粥、花卷、煮毛豆	发糕、竹笋炒肉丝	燕麦粥、拌生菜
周六	豆腐脑、豆包、酱牛肉、黄瓜	米饭、家熬黄花鱼	绿豆大米稀饭、西红柿炒鸡蛋
周日	云吞、凉拌木耳	红豆大米饭、豆芽肉丝	冬瓜薏米粥、蘑菇白菜、黄瓜拌豆芽

表 3—6　　　　　　　肥胖症患者冬季一周配餐

	早餐	午餐	晚餐
周一	脱脂牛奶、全麦面包、酱牛肉	西红柿鸡蛋面、拌芦笋丝	银耳粥、醋拌莴笋、黄瓜
周二	豆腐脑、发面饼、冬菇腐竹	馒头、小鸡炖蘑菇、黄瓜	小米粥、冬菇豆腐、西红柿（充当餐后水果）
周三	麦片粥、玉米饼、醋拌蛰头	米饭、糖醋鲤鱼、冬瓜汤	玉米粥（玉米、大米）、清炒虾仁、萝卜
周四	豆浆、发糕、鲜蘑腐竹、黄瓜	米饭、蒜薹炒肉丝、西红柿（充当餐后水果）	素包子、醋酿红衣花生
周五	核桃仁粥、枣糕、蒜蓉茄泥	水饺、醋酿红衣花生	红薯粥、凉拌木耳

	早餐	午餐	晚餐
周六	豆腐脑、包子、凉拌木耳	花卷、鲤鱼炖豆腐、萝卜	红枣粥、烧二冬（冬笋、冬菇）
周日	山药粥、烤馒头片、蒜香黄瓜	烩饼、三鲜汤（虾仁、海参、鲜菇）	面片汤、鲜蘑腐竹

2. 家庭常见慢性病人群食谱使用注意事项

（1）不可照搬照抄，应当根据季节与患者健康状况及口味进行灵活调整。

（2）应当考虑年龄、性别、体重等个体差异，不可使患者过饥过饱、暴饮暴食，以保持七八分饱为宜。

（3）配餐没有对主食与菜品进行定量，只给出了菜品的主、配料。在学习营养配餐基本技能的初级阶段，不易对主、配料进行精确定量。

（4）配餐中的菜品均为容易烹制的家庭常见菜，烹制的过程中在少盐、少油、少糖、低热量的基础上按照家庭烹调习惯进行烹制便可。

模块二　高血压患者营养配餐

不良饮食习惯致使高血压患者不断增多，高血压患者的营养配餐是改善高血压患者生活质量的一个重要途径。

一、引起高血压的不良饮食习惯

暴饮暴食、摄入热量过高，很容易引起肥胖，肥胖将直接导致高血压。食盐、酒精会阻碍钾、钙、镁及优质蛋白质等有助于降血压营养素的吸收。食盐的成分为氯化钠，氯化钠会导致肾脏钠盐排泄能力受损，钠在体内聚集导致外周血管阻力增加，进而导致血压升高。通过对世界各地不同居民进行分析，发现食盐消耗越多的地区，高血压发病率越高。高血压患者应多吃富含钾、钙的食物。

二、高血压患者配餐原则及注意事项

高血压患者的配餐原则是低脂、低盐、低热量。对于高血压并发症患者，还应当考虑并发症对配餐的要求。如高血压伴有高血糖，那么对糖的摄入量应加以限制。

高血压患者饮食要做到低脂肪、低胆固醇。配餐不但要控制摄入量，同时要注意种类的选取，要少吃动物脂肪，限制鱼子、墨鱼、蛋黄及动物骨髓、肝、肾、大脑等胆固醇含量高的食物。烹调用油以植物油为宜，可适当搭配动物油，以达到营养平衡的目的。

高血压患者要少吃动物性蛋白质，增加植物性蛋白质的摄入量，如豆类及豆制品。动物性蛋白质中，深海鱼蛋白质要比陆生哺乳动物蛋白质好很多。每周吃 2～3 次鱼肉，可增加血管弹性和通透性，有利于钠盐的排出。但对高血压伴有肾功能不全的患者，应当限制蛋白质的摄入。

小知识

一些食品标明不含糖或不含蔗糖，但是并不代表不含其他糖类。

食盐是高血压的帮凶。过量的食盐会增加外周血管阻力，使血压升高，因此要限制食盐的摄入。高血压患者每日食盐摄入量控制在 2～5 g 为宜，这里的摄入量指的是食盐摄入总量，而不单指每日三餐添加在菜里的用量，因为诸如咸菜、香肠、方便面及每天食用的鸡精、酱油等调味品都含有食盐。

三、高血压患者宜忌食物举例

高血压患者宜食用的食物见表 3—7，高血压患者不宜食用的食物见表 3—8。

表 3—7　　　　　　　　高血压患者宜食用的食物

食物	原因	机理
黄豆	含亚油酸、钾	抑制胆固醇沉积、利于钠的排出
荞麦	含维生素 P	增加血管弹性
玉米	含亚油酸、维生素 E	降低血胆固醇浓度，防止沉积于血管壁上
冬瓜	高钾低钠、含丙醇二酸	可抑制糖类转化为脂肪、利于钠的排出
海带	含海带氨酸、钾、钙、甘露醇	利于钠的排出、甘露醇可降压
胡萝卜	含琥珀酸钾	抑制血压升高
南瓜、西红柿	钙、钾含量高，钠含量低	利于钠的排出
芹菜	含膳食纤维	降低脂类物质吸收，保护血管
洋葱	唯一含有前列腺素 A 的植物	扩张血管、降低血黏度、利于钠的排出
蘑菇	含酪氨酸酶	帮助代谢胆固醇
大枣	含黄酮-双-葡萄糖甙 A	镇静、安神、降血压
橘子	含橘皮苷	增加血管韧性、扩张动脉
柠檬	含维生素 C、维生素 P	增加血管弹性
苹果、香蕉	含钾	有利于钠的排出
山楂	含黄酮类及三萜类等活性成分	扩张血管
带鱼、鳕鱼、虾	含镁	预防高血压
牡蛎	含牛磺酸	降血压
榛子	含不饱和脂肪酸及钾、镁、钙	软化血管、有利于钠的排出
杏仁	含黄酮类化合物	提高血管通透性、增加血管弹性

食物	原因	机理
莲子	含多种维生素、矿物质及生物活性物质	扩张外周血管
花生	含维生素 C	软化血管、降低胆固醇
银杏	含银杏双黄酮、甾醇	预防高血压
板栗	含维生素 C、维生素 B_1、维生素 B_2 等多种维生素和不饱和脂肪酸	抗高血压
大葱	维生素 C 含量较高	预防胆固醇堆积、扩张小血管
大蒜	含蒜氨酸	软化扩张血管
橄榄油、芝麻油	含 ω-3 脂肪酸、不饱和脂肪酸	软化血管
花椒	含维生素、矿物质、生物活性物质	扩张血管
醋	含醋酸	扩张血管
茶	含儿茶素、钾	抑制血压升高、利于钠的排出
酸奶	含乳酸、乳酸菌	排脂降血压
蜂蜜	含蜂胶	扩张冠状动脉

小知识

　　适合食用并不是过量食用的借口。如果因喜食某种食物而过量摄入的话，有可能导致肥胖，尤其是坚果，属于高能食物，适量食用有利健康，过量食用则会导致肥胖，而肥胖是导致高血压的重要因素。很多调味品具有辛辣性，如大蒜、葱等，部分人过量食用会刺激肠胃，反而会让血压升高。

表 3—8　　　　　高血压患者不宜食用的食物

食物	原因	不良反应
红薯、牛蒡、竹笋、玉米	食用过多会产生胀气的现象	导致血压急剧上升
肥猪肉	脂肪含量高	脂类沉积导致血管狭窄、弹性下降
韭菜、荔枝	温阳燥热食物	导致血压升高
蛋黄	含胆固醇	动脉硬化
羊肉、狗肉、蛇肉	性热、脂肪含量高	高热能食物
熏肉	含盐量较大、添加了大量的香辛料	升高血压、刺激消化道
肝、蟹黄	胆固醇含量较高	引起动脉硬化
鸡汤	脂肪含量高	能量较高
葵花子	高能食物、加工葵花子含盐量高	导致肥胖、血压升高
辣椒	强烈的刺激作用	血压反射性上升
浓茶、咖啡、酒精饮料	使人产生兴奋感	心跳加快、血压升高
芥末、花椒、桂皮、八角、咖喱等香辛料	刺激消化道	血压升高
碳酸饮料、糖果	含有大量的糖	导致肥胖
香肠、罐头、熟食、腌制品、卤制品等	热量高、含大量的盐与香辛料	食盐、香辛料导致高血压

提示

很多食物科学食用会降血压，过量食用反而会使血压升高，如葵花子等。限制食用并不等于不可食用，因此高血压患者面对这些食物时不要过于紧张。

四、高血压患者每季一周配餐定制

应当根据气候、地域与个人口味对高血压患者配餐进行灵活调整与替换，在满足营养需要的前提下，尽量符合患者的生活习惯与喜好。表3—9至表3—12所示为高血压患者春季、夏季、秋季、冬季一周配餐，可作参考。

表3—9　　　　　　　高血压患者春季一周配餐

	早餐	午餐	晚餐
周一	大米木耳粥、馒头、煮鸡蛋、醋泡海带	面条、芹菜肉片、素烧茄子、苦瓜炒牛肉、紫菜鸡蛋汤	玉米饼、豆皮炒西芹、香椿豆腐
周二	麦片粥、玉米面窝头、醋酿红衣花生	米饭、醋熘土豆丝、红烧带鱼、丝瓜汤	米饭、西芹百合、蒸茄泥
周三	脱脂牛奶、发面饼、虾仁拌黄瓜	枣糕、豆苗肉片、鸡蛋炒木耳、萝卜汤	面条、海带炖豆腐、莴笋肉丝
周四	南瓜粥、全麦饼、海带拌豆芽	大米绿豆饭、番茄牛肉、醋熘白菜	花卷、糖醋鱼、素炒豆芽
周五	玉米面粥、蒜蓉豆腐、蒸红薯	馒头、清蒸鱼、芹菜豆芽、冬瓜汤	红枣米饭、木须肉、冬瓜汤
周六	豆浆、发糕、蒜醋拌藕片	八宝饭、冬瓜鸡块、醋拌萝卜丝、西红柿鸡蛋汤	馒头、醋熘白菜、腰果虾仁
周日	燕麦粥、豆包、海带萝卜丝	米饭、芹菜瘦肉丝、醋拌海蜇、鲫鱼豆腐汤	米饭、蒜薹炒木耳、洋葱肉片

表3—10　　　　　　　高血压患者夏季一周配餐

	早餐	午餐	晚餐
周一	脱脂牛奶、全麦面包、煮花生	馒头、排骨炖豆角、凉拌苦瓜、海带豆腐汤	豆包、番茄烧菜花、笋片熘白菜
周二	绿豆粥、素包子、拌海带丝	米饭、佛手白菜（白菜、瘦肉）、凉拌豆芽、紫菜鸡蛋汤	面条、香芹腐竹、炒黄花菜（黄花菜、蘑菇、玉兰片）
周三	小米粥、馒头、煮鸡蛋、糖醋黄瓜	米饭、红烧鱼、拌生菜、豆腐蛋花汤	米饭、素烧白菜（白菜、香干）、蘑菇肉片

	早餐	午餐	晚餐
周四	豆浆、烧饼、蒜蓉黄瓜	面条、香菇油菜、素烧豆腐、西红柿汤	米饭、青椒肉片、土豆丝
周五	麦片粥、玉米饼、拌生菜	花卷、清蒸鲤鱼、芹菜豆干炒肉丝	发面饼、番茄虾片、蚝油蘑菇
周六	豆腐脑、烧饼、小葱豆腐	红小豆米饭、青椒炒黄瓜、醋熘藕片	发面饼、醋熘土豆丝、素烧芹菜（芹菜、玉兰片）
周日	绿豆麦片粥、玉米饼、醋拌蜇头	米饭、腰果虾仁、炝拌青菜、豆腐蛋花汤	小豆稀饭、芹菜肉丝、素炒卷心菜

表 3—11　　高血压患者秋季一周配餐

	早餐	午餐	晚餐
周一	芝麻糊、馒头、糖醋黄瓜	米饭、砂锅鱼片、白菜炒肉丝、青椒白菜	馒头、一品豆腐、炒土豆丝
周二	豆奶、全麦面包、鸡蛋	米饭、苦瓜炒肉丝、番茄鸡片、紫菜豆芽汤	红豆大米稀饭、烧素什锦（花生、笋、木耳、腐竹、口蘑、菜花、香干）
周三	脱脂牛奶、煮毛豆、馒头干	米饭、气锅鸡、素烧豆腐	花卷、木耳炒肉丝、白菜虾仁汤
周四	小米粥、酸奶、面包	米饭、烩滑鱼、木须黄瓜（黄瓜、鸡蛋、木耳）、蘑菇菌丝汤	馒头、炒黄瓜片（黄瓜、香干）、韭菜黄炒肉丝
周五	燕麦粥、豆包、醋酿红衣花生	馒头、清炒虾仁、砂锅白菜、豆腐肉丝汤	米饭、烧三丝（海参、玉兰片、鸡胸肉）、冬菇丸子汤
周六	玉米羹、馒头、鸡蛋、素拌笋丝	米饭、海带炒肉丝、炒土豆丝、紫菜鸡蛋汤	绿豆大米稀饭、鸡蓉小白菜、拌生菜

	早餐	午餐	晚餐
周日	云吞、烧饼、炝拌圆白菜	红豆大米饭、莴笋炒肉丝、佛手白菜（白菜、瘦肉）、西红柿汤	大米饭、清蒸鲤鱼、豆腐汤

表3—12　　　　　高血压患者冬季一周配餐

	早餐	午餐	晚餐
周一	脱脂牛奶、豆包、醋拌海带	米饭、番茄鸭块、三鲜烧茄子（茄子、臀尖肉、海参、虾仁）、紫菜汤	馒头、烧三丝（海参、玉兰片、鸡胸肉）、素炒豆角丝（豆角、香干）
周二	银耳粥、枣卷、虾米拌黄瓜	米饭、家熬黄花鱼、番茄菜花、鸡蛋汤	发面饼、木耳炒山药、素炒洋葱
周三	大米粥、玉米饼、拌笋丝	馒头、土豆炖牛肉、烩鸡丝豌豆、冬瓜汤	米饭、清炒虾仁、烧二冬（冬笋、冬菇）
周四	豆浆、发糕、豆芽拌海带	米饭、木耳炒肉丝、熘鱼片、三鲜汤（虾仁、海参、鲜菇）	素包子、醋酿红衣花生
周五	小米粥、发面饼、苦瓜拌花生	面条、鸡蓉小白菜、蒜薹炒肉丝、番茄汤	馒头、虾仁烧莴笋、炒黄花菜（黄花菜、冬菇、玉兰片）
周六	豆腐脑、馒头、糖醋藕片	米饭、清蒸比目鱼、木耳炒肉丝、萝卜丝汤	米饭、干煸四季豆、木耳芹菜
周日	面片汤、发面饼、水煮花生米	米饭、三鲜烧茄子（茄子、臀尖肉、海参、虾仁）、蒜薹炒肉丝、鲫鱼汤	馒头、一品豆腐、烧素什锦（花生、笋、木耳、腐竹、口蘑、菜花、香干）

模块三　高血脂症患者营养配餐

　　随着人们生活水平的提高，食物的获得变得非常容易，并且食物的种类丰富、口味变化和可人的颜色时刻都在刺激着人们的食欲。人们在品尝美味的同时，很可能已经养成了一些不良的饮食习惯，从而导致高血脂症的发生。

一、引起高血脂症的不良饮食习惯

　　（1）酗酒是诱发高血脂症的重要因素。酗酒会损害人体器官，其中包括肝脏。肝脏是脂类代谢的重要器官，因此要注意保护肝脏健康，从而预防高血脂症的发生。

　　（2）吃得过多、过饱，食物过于油腻，缺乏锻炼也容易导致高血脂症。吃得越多，脂类含量越高，则需要进行越多的运动将热量消耗掉。现代人食物获取便利，且能量较高，但是运动量却大大降低，容易导致高血脂症。

二、高血脂症患者配餐原则及注意事项

　　对于高血脂症患者，建议饮食清淡，少盐、少糖、少油，以素食为主；不要吃零食、甜食和高脂肪的食物。

　　由于食物中的饱和脂肪酸可引起血脂升高，因此应控制饱和脂肪酸的摄入，如肥猪肉等。同时应控制胆固醇的摄入，由于动物内脏胆固醇含量高，因此不适合高血脂症患者食用。生活中要少吃脊髓、蛋黄、黄油等。在烹饪时尽量少用动物油。富含不饱和脂肪酸的食物有鱼类与植物油，如深海鱼、玉米胚芽油、芝麻油、豆油、花生油等。不饱和脂肪酸具有降低胆固醇的作用，建

议多吃鱼，多吃豆类，少吃油炸食品，尤其是动物性食材不要用油炸的方式进行烹饪。健康的烹饪方法是蒸、煮等以水为热传递介质的烹饪方法。

三、高血脂症患者宜忌食物举例

高血脂症患者宜食用的食物见表 3—13，高血脂症患者不宜食用的食物见表 3—14。

表 3—13 高血脂症患者宜食用的食物

食物	原因	机理
黄豆	含植物固醇、皂甙类物质	抑制胆固醇吸收
绿豆	含多糖类物质	增强血清脂蛋白酶活性，加速甘油三酯水解
荞麦	含有丰富的维生素	降低胆固醇
燕麦	含有大量亚油酸、水溶性膳食纤维	抑制胆固醇沉积，降低吸收率
薏仁、黄瓜	含有大量的膳食纤维	吸附胆固醇等脂类物质，降低吸收率
玉米	含维生素 E 及大量不饱和脂肪酸，亚油酸含量高	显著降低血液胆固醇含量
菜花	低热量、纤维素含量高、含类黄酮物质	清理血管上沉积的胆固醇
西红柿	含有丰富的果酸	降低胆固醇
海带	含膳食纤维、不饱和脂肪酸、碘和镁等矿物质	降低血脂、防止脂类沉积
苦瓜	含有较多的维生素 B_1、维生素 C 和多种矿物质	调节血脂、刺激胰岛素分泌、降血糖
绿豆芽	膳食纤维、维生素 C 含量高	降低胆固醇，抑制胆固醇吸收
茄子	含维生素 P	降血脂
芹菜	含大量的维生素、矿物质、纤维素	促进胃肠蠕动，降低脂肪吸收率

食物	原因	机理
洋葱	不含脂肪、含蒜氨酸	降低胆固醇，提高高密度脂蛋白含量，抑制脂肪吸收
黑木耳	纤维素与胶质物质含量高	促进肠道蠕动，降低脂肪吸收率
大枣	含有丰富的维生素 C 和维生素 P	预防高血脂
荔枝	含维生素、膳食纤维和果胶	促进胆固醇和甘油三酯代谢
猕猴桃	低脂肪无胆固醇水果，维生素和纤维素含量高	可加快脂肪代谢
苹果	含有丰富的水溶性纤维素、果酸	吸附胆固醇与脂肪，降低其吸收率，果酸可加速脂肪代谢
山楂	含维生素 C、三萜类物质、生物类黄酮、山楂酸、柠檬酸	降低胆固醇和甘油三酯
带鱼	鱼鳞中含有大量不饱和脂肪酸	降低胆固醇
鲤鱼、鲢鱼、鳙鱼	不饱和脂肪酸含量较高，低脂、低胆固醇	降低胆固醇
牡蛎	含牛磺酸	降血脂
海参	脂肪含量约1%，几乎不含胆固醇	典型高蛋白、低脂、低胆固醇食物
深海鱼	含有丰富的 ω-3 脂肪酸	降低胆固醇和三酸甘油酯
杏仁、核桃、腰果	含维生素 E、单不饱和脂肪酸、膳食纤维	降低血脂与胆固醇
大蒜	含蒜素	降胆固醇和甘油三酯
辣椒	维生素 C 含量高	改善循环、增加血管弹性、降低胆固醇
醋	含醋酸	利于脂类代谢
茶	含茶多酚	降胆固醇、三酸甘油酯
酸奶	含乳酸、乳酸菌	降胆固醇

表 3—14　　　　　　　高血脂症患者不宜食用的食物

食物	原因	不良反应
肝、蛋黄、松花蛋、小虾、干虾皮、墨鱼、蟹黄、鱼子、虾子	胆固醇含量高	增加血液胆固醇
肥肉、蛋糕、炸鸡腿、冰激凌、三明治、奶油、猪油、牛油、猪肠、牛腩	高糖、高脂	导致肥胖、高血脂
饼干、面包、主食	含饱和脂肪酸、高糖	增加甘油三酯
果汁饮料、碳酸饮料、奶茶	高糖	易导致肥胖
巧克力、花生、葵花子	高热量	易导致肥胖、高血脂

小知识

禽蛋由于营养丰富、容易消化而受到人们的喜爱，但是禽蛋卵黄含有较高的胆固醇，不适合高血脂症患者食用。虽然卵黄中的卵磷脂有助于胆固醇代谢，但这并不意味着高血脂症患者食用禽蛋是安全的。

四、高血脂症患者每季一周配餐定制

每个高血脂症患者的情况各不相同，如年龄、性别、体重、血脂高低、有无并发症等。所以应当根据个人情况制定专属食谱，不可照搬照抄，应当根据本地区的气候及所能获得的食材，因地制宜对配餐进行调整。表3—15至表3—18所示为高血脂症患者春季、夏季、秋季、冬季一周配餐举例，可作参考。

表 3—15　　　　　　　高血脂症患者春季一周配餐

	早餐	午餐	晚餐
周一	小米粥、烧饼、熟里脊肉	馒头、素熬白菜粉（白菜、水粉条）、烩冬笋片（冬笋、鲜豌豆）、西红柿汤	米饭、鸡脯扒白菜、土豆丝炒青椒
周二	豆浆、枣糕、拌豆芽	米饭、鲫鱼炖豆腐、拌生菜、紫菜海米汤	玉米饼、烧素什锦（花生、笋、木耳、腐竹、口蘑、菜花、香干）、醋熘白菜
周三	脱脂牛奶、全麦面包、煮鸡蛋	二米饭（绿豆、大米）、口蘑鸭子、虾干炒卷心菜、三丝汤（海带、萝卜、笋）	馒头、三鲜烧茄子（茄子、臀尖肉、海参、虾仁）、香干芹菜
周四	豆腐脑、玉米饼、醋酿红衣花生	米饭、茄子肉虾仁烧茭白、紫菜蛋花汤	花卷、熘鱼片、素烧芹菜（芹菜、玉兰片）
周五	绿豆大米粥、烤馒头片、拌三丝（黄瓜、胡萝卜、海带）	玉米蒸饼、肉片烧菜花、土豆丝炒青椒、三鲜汤（虾仁、海参、鲜菇）	米饭、笋片熘白菜、炒黄花菜（黄花菜、蘑菇、玉兰片）
周六	脱脂牛奶、豆包、醋黄瓜	二米饭（红豆、大米）、番茄鱼块、蘑菇油菜、菠菜汤	米饭、笋片熘白菜、扒茄子
周日	红薯粥、花卷、拌海带丝	馒头、三鲜烧茄子（茄子、臀尖肉、海参、虾仁）、炒黄瓜片（黄瓜、香干）、西红柿蛋花汤	米饭、烩笋片（笋、鲜豌豆）、青椒炒黄瓜

表 3—16　　　　　　　高血脂症患者夏季一周配餐

	早餐	午餐	晚餐
周一	面片汤、玉米饼、鸡蛋	米饭、炖排骨、苦瓜炒肉丝、紫菜汤	烩饼、青椒炒肉片、香干芹菜
周二	绿豆汤、馒头、煮花生	面条、烧素什锦（花生、笋、木耳、腐竹、口蘑、菜花、香干）、香干炒肉丝、白菜豆腐汤	米饭、青椒炒肉丝、虾仁烧茭白
周三	脱脂牛奶、花卷、拌生菜	米饭、清蒸鲤鱼、肉片炒豆腐、菠菜汤	馒头、鸡蓉小白菜、蒜末茄子
周四	豆浆、全麦面包、煮花生	米饭、虾仁白菜、一品豆腐、蘑菇鲜蔬汤	花卷、素炒茄子（茄子、香干）、木须黄瓜（黄瓜、鸡蛋、木耳）
周五	小米粥、素包子、醋黄瓜	面条、番茄牛肉、笋片熘白菜、鸡蛋汤	烩饼、砂锅豆腐、肉末茄子
周六	燕麦粥、馒头、拌豆芽菜	发面饼、家常熬鱼、韭菜黄炒鸡蛋、三片汤（鸡胸肉、玉兰片、海参）	米饭、海带炒肉丝、番茄鸡片
周日	豆腐脑、烤馒头片、拌苦瓜	米饭、烩鸡丝豌豆、青椒炒肉丝、鲫鱼汤	炒饼、地三鲜（土豆、茄子、青椒）、肉片熘豆腐

表 3—17　　　　　　　高血脂症患者秋季一周配餐

	早餐	午餐	晚餐
周一	核桃粥（核桃仁、大米）、烤馒头片、芹菜拌腐竹	炒饼、红烧牛肉、蘑菇油菜、三丝汤（海带、萝卜、笋）	米饭、洋葱炒鸡蛋、地三鲜（土豆、茄子、青椒）
周二	脱脂牛奶、全麦面包、醋酿红衣花生	米饭、肉片炒豆腐、烧素什锦（花生、笋、木耳、腐竹、口蘑、菜花、香干）、紫菜蛋花汤	馒头、蘑菇油菜、虾仁烧莴笋

	早餐	午餐	晚餐
周三	大米粥、馒头、煮鸡蛋、黄瓜拌豆芽	米饭、清蒸鲑鱼、鱼香茄子、海米冬瓜汤	发面饼、香干炒菠菜、虾仁炒韭菜
周四	红枣粥（红枣、大米）、花卷、醋黄瓜	米饭、洋葱炒木耳、蒜薹炒肉丝	米饭、木耳炒肉丝、蒜香茄子
周五	小米粥、玉米饼、拌三丝（黄瓜、胡萝卜、海带）	米饭、红烧鱼、西红柿炒鸡蛋、白菜豆腐汤	馒头、炒豆芽、木耳炒西芹
周六	红小豆粥（红小豆、大米）、烙饼、海带拌豆皮	烩饼、栗子鸡、蒜香茄子、萝卜粉丝汤	米饭、苦瓜炒肉丝、青椒炒黄瓜
周日	豆浆、发糕、拌虾仁（虾仁、黄瓜、玉兰片、木耳）	米饭、烩里脊肉（里脊、木耳、黄瓜、笋）、香干炒菠菜、西红柿汤	馒头、虾仁烧莴笋、素烧豆腐

表3—18　　　　高血脂症患者冬季一周配餐

	早餐	午餐	晚餐
周一	脱脂牛奶、全麦面包、鸡蛋、蒜泥黄瓜	米饭、青椒茄子、牛肉炖萝卜、紫菜汤	烩饼、蚝油生菜、蒜薹炒肉丝
周二	核桃仁粥、发面饼、冬菇豆腐	玉米饼、豆腐熬家鱼、木耳、豆腐、白菜豆腐汤	米饭、山药竹笋炒豆芽、韭菜黄炒肉丝
周三	豆浆、玉米饼、酱牛肉	二米饭、雪里红炒肉丝、海米冬瓜汤、三片汤（鸡胸肉、玉兰片、海参）	枣卷、西红柿炒鸡蛋、鸡蓉小白菜
周四	豆腐脑、烤馒头片、芹菜拌腐竹	米饭、素烧白菜（白菜、香干）、小鸡炖蘑菇、紫菜蛋花汤	面条、洋葱炒肉片、蒜香茄子

	早餐	午餐	晚餐
周五	海参粥、花卷、拌三丝（黄瓜、胡萝卜、海带）	馒头、炒黄瓜片（黄瓜、香干）、鲫鱼炖豆腐、三丝汤（海带、萝卜、笋）	米饭、烩冬笋片（冬笋、鲜豌豆）、素烧菜花
周六	瘦肉粥、豆包、醋拌蜇头	面条、三鲜烧茄子（茄子、臀尖肉、海参、虾仁）、虾仁炒韭菜、海米冬瓜汤	米饭、芹菜炒肉丝、木耳炒西芹
周日	麦片粥、枣卷、凉拌木耳	米饭、烧素什锦（花生、笋、木耳、腐竹、口蘑、菜花、香干）、洋葱炒肉片、三鲜汤（虾仁、海参、鲜菇）	玉米饼、鱼香茄子、清蒸鲑鱼

提示

在保持配餐总量不变的情况下，采取少食多餐的原则，将食物分多次进食，更利于血脂的降低。如果在两餐之间产生饥饿感，可以食用水果增加饱腹感。

模块四　高血糖及糖尿病患者营养配餐

随着经济的发展和人们生活水平的提高，高血糖及糖尿病患者数量也在不断增加。糖尿病已经成为现代社会的常见病、多发病。根据目前的医疗水平，还没有根治糖尿病的方法，可以说一旦患病，终生相伴。科学的配餐可以提高高血糖及糖尿病患者的生活质量，让高血糖及糖尿病患者过上正常人的生活。

一、引起糖尿病的不良饮食习惯

高糖、高能量饮食是引起糖尿病最主要的原因。过多地摄入糖类会增加胰岛的工作强度。如果高糖、高能量的饮食习惯长时间得不到纠正，将最终使胰岛受损，引起糖尿病。在烹制菜肴时，煎、烹、炸等以油为热传递介质的烹饪方式，会增加食物热量，是糖尿病的诱因。

> **链接**
>
> 有的人认为糖尿病是主食摄入过多而引起的，因此认为多吃肉、少吃饭可以避免糖尿病。事实上多吃肉同样会引起糖尿病。预防糖尿病应在限制主食摄入的同时，限制动物性油脂胆固醇的摄入，少吃肝、肾等内脏。
>
> 无规律的饮食、不吃正餐、喜欢吃零食、用水果代替主食等都是糖尿病的诱因。

二、高血糖及糖尿病患者配餐原则及注意事项

高血糖及糖尿病患者的配餐原则是"限制热量摄入，追求营养平衡"。糖尿病患者配餐应当坚持"早晨吃好，中午吃饱，晚上吃少"，每餐做到七八分饱便可，主副搭配适当，不要过于精细。

摄入适当的脂类是必要的，但并不等于鼓励吃煎炸食品，此类食物脂肪含量远大于糖尿病人的需求，不利于糖尿病人的健康。烹调方法建议食用蒸、煮、炖、焖等以水为介质的加热方式。

大米稀饭容易消化，可使血糖迅速升高，因此不建议食用。应食用一些粗粮，如麦片粥、荞麦粥等，由于此类粗粮富含膳食纤维，可以增加饱腹感，但并不会转化为热量，因此适合糖尿病人食用。

糖尿病人应当严格控制高糖量的水果的摄入，如香蕉、柿子是不适合糖尿病人食用的。

三、高血糖及糖尿病患者宜忌食物举例

高血糖及糖尿病患者宜食用的食物见表 3—19，不宜食用的食物见表 3—20。

表 3—19　　　　　高血糖及糖尿病患者宜食用的食物

食物	原因	机理
粗粮、杂粮	膳食纤维含量高、含糖少	低热量
蔬菜	膳食纤维含量高	增加肠蠕动、吸附脂类物质
水果	纤维素含量高	热量低
家禽	不饱和脂肪酸含量相对较低	热量相对较低

表 3—20　　　　　高血糖及糖尿病患者不宜食用的食物

食物	原因	不良反应
精米、精面	血糖指数高	可导致血糖迅速上升
土豆、藕等根茎类食物	含糖量高	可导致血糖升高
家畜	脂肪含量高	可导致肥胖
内脏	胆固醇含量高	可导致肥胖、高血脂
市售商品果汁	含糖量高	可导致血糖升高

四、高血糖及糖尿病患者每季一周配餐定制

高血糖及糖尿病患者的配餐比较复杂，患者年龄、性别、体重、病情各不相同，应当根据个体情况制定专属食谱，不可照搬照抄，应根据本地区的气候及所能获得的食材，因地制宜对配餐进行调整。重症糖尿病人需要遵医嘱定制食谱。表 3—21 至表 3—24 所示为高血糖及糖尿病患者春季、夏季、秋季、冬季一周配餐举例，可作参考。

表 3—21   高血糖及糖尿病患者春季一周配餐

	早餐	午餐	晚餐
周一	低脂牛奶、玉米饼、拌芹菜叶	米饭、豆腐熬家鱼、清炒苦瓜	玉米面条、洋葱炒木耳、苦瓜炒肉丝
周二	燕麦粥、馒头、大蒜拌黄瓜	二米饭（玉米、大米）、素烧豆腐、青椒炒肉丝	馒头、地三鲜（木耳、茄子、青椒）、蚝油生菜
周三	玉米粥、莜面窝窝、凉拌木耳	玉米饼、鸡蓉小白菜、醋熘卷心菜	米饭、虾干炒卷心菜、素烧芹菜（芹菜、玉兰片）
周四	冬瓜粥、馒头、蒜蓉茄泥	馒头、番茄鱼片、香干芹菜	二米饭（玉米、大米）、苦瓜炒肉丝、银耳炒黄瓜片
周五	豆浆、玉米蒸饼	烙饼、香椿豆腐、三鲜烧茄子（茄子、臀尖肉、海参、虾仁）	馅饼、醋熘白菜、木耳炒肉丝
周六	麦片粥、全麦面包、芹菜拌腐竹	芝麻酱花卷、烧素什锦（花生、笋、木耳、腐竹、口蘑、菜花、香干）、番茄汤	玉米饼、香干炒肉丝、笋片熘白菜
周日	豆腐脑、馒头、海带拌豆皮	米饭、肉片茄子、炒黄瓜片（黄瓜、香干）	玉米面发糕、炒黄花菜（黄花菜、冬菇、玉兰片）、菠菜汤

表 3—22   高血糖及糖尿病患者夏季一周配餐

	早餐	午餐	晚餐
周一	低脂牛奶、全麦面包、黄瓜拌豆芽	莜麦面面条、番茄虾片、醋熘卷心菜、三鲜芦笋汤（芦笋、玉兰片、海参）	馒头、佛手白菜（白菜、瘦肉）、素烧芹菜（芹菜、玉兰片）
周二	银耳粥、玉米饼、煮鸡蛋、海带拌豆皮	米饭、清蒸鲤鱼、炒黄瓜片（黄瓜、香干）	玉米发糕、蒸茄泥、青椒炒肉片

	早餐	午餐	晚餐
周三	豆浆、玉米饼、腐竹香芹	花卷、莴笋炒肉丝、虾仁芹菜	米饭、扒茄子、木须黄瓜（黄瓜、鸡蛋、木耳）
周四	燕麦粥、肉饼、蒜蓉茼蒿	米饭、洋葱炒肉片、豆芽炒韭菜、菠菜汤	发糕、番茄鸡块、素烧白菜（白菜、香干）
周五	豆腐脑、馒头、蒜香黄瓜	玉米饼、豆腐熬家鱼、笋片熘白菜	米饭、芹菜炒肉丝、虾仁烧茭白
周六	芹菜粥、芝麻酱花卷、醋拌莴笋	肉饼、木耳烧豆腐、蘑菇油菜、海带豆芽汤	米饭、韭菜黄炒肉丝、素炒茄子（茄子、香干）
周日	海参粥、烙饼、鲜蘑腐竹	米饭、黄瓜炒肉丝、蚝油生菜	玉米面馒头、苦瓜炖豆腐、山药竹笋炒豆芽

表3—23　　　高血糖及糖尿病患者秋季一周配餐

	早餐	午餐	晚餐
周一	豆浆、玉米饼、醋酿红衣花生	米饭、砂锅鸡块、素烧白菜（白菜、香干）、三片汤（鸡胸肉、玉兰片、海参）	玉米饼、奶油扒白菜（牛奶、白菜）、虾仁芹菜
周二	玉米粥、莜麦卷、黄瓜拌豆腐	二米饭（玉米、大米）、烧素什锦（花生、笋、木耳、腐竹、口蘑、菜花、香干）、洋葱炒鸡蛋、木耳白菜汤	馒头、地三鲜（西红柿、茄子、青椒）、蚝油生菜
周三	低脂牛奶、肉饼、凉拌西红柿	米饭、清蒸鲈鱼、蘑菇油菜、三鲜汤（虾仁、海参、鲜菇）	芝麻酱花卷、黄瓜炒肉丝、木须黄瓜（黄瓜、鸡蛋、木耳）
周四	燕麦粥、发糕、拌三丝（黄瓜、白萝卜、海带）	米饭、肉丝雪里红、扒茄子、冬瓜排骨汤	莜麦面条、西红柿炒鸡蛋、炒冬笋（冬笋、黄瓜）

	早餐	午餐	晚餐
周五	瘦肉粥、全麦面包、凉拌虾仁（虾仁、黄瓜、玉兰片、木耳）	米饭、肉片茄子、木耳烧豆腐、海带豆芽汤	发糕、炒黄花菜（黄花菜、冬菇、玉兰片）、醋熘卷心菜
周六	豆腐脑、烤馒头片、醋拌莴笋	肉饼、洋葱炒肉片、素烧豆腐、紫菜蛋花汤	馒头、虾仁芹菜、蒸茄泥
周日	海参粥、肉卷、醋拌蛰头	米饭、金针菇烧鲶鱼、虾干炒卷心菜、番茄肉丝汤	馒头、鸡蓉小白菜、鱼香茄子

表3—24　　　　高血糖及糖尿病患者冬季一周配餐

	早餐	午餐	晚餐
周一	低脂牛奶、全麦面包、煮鸡蛋、蒜泥黄瓜	包子、八宝菜（香干、栗子、白萝卜、白果、玉兰片、腐竹、香菇、芹菜）、白菜豆腐汤	玉米面馒头（玉米面、白面）、韭菜黄炒肉丝、虾仁烧茭白
周二	馄饨、黄瓜拌豆腐、醋酿红衣花生	玉米饼、西兰花炒牛肉、素烧菜花、蘑菇鲜蔬汤	米饭、西红柿炒鸡蛋、蒸茄泥
周三	豆浆、玉米面馒头（玉米面、白面）、蒜蓉茄泥	米饭、砂锅鸡块、素烧白菜（白菜、香干）、虾皮紫菜汤	莜麦面面条、芹菜炒肉丝、炒冬笋（冬笋、黄瓜）
周四	玉米胚芽粥、发糕、鸡蛋、鲜蘑腐竹	玉米面馒头（玉米面、白面）、烧二冬（冬笋、冬菇）、山药竹笋炒豆芽、冬瓜排骨汤	二米饭（玉米、大米）、黄瓜炒肉丝、虾仁芹菜
周五	小米粥、玉米饼、海带拌豆皮	米饭、家熬鲤鱼、蒜香茄子、三鲜芦笋汤（芦笋、玉兰片、海参）	玉米饼、铁板豆腐（豆腐、笋片、木耳、山药、蘑菇）、虾干炒白菜

	早餐	午餐	晚餐
周六	芹菜粥、肉饼、拌三丝（黄瓜、萝卜、海带）	莜麦面面条、韭菜黄炒肉丝、木耳炒西芹、三鲜豆腐汤（豆腐、虾仁、蘑菇）	米饭、青椒炒肉片、木须黄瓜（黄瓜、鸡蛋、木耳）
周日	海参粥、烙饼、银芽拌鸡丝（绿豆芽、青椒丝、熟鸡肉）	肉饼、桂花鲈鱼、炒冬笋（冬笋、黄瓜）、丝瓜竹笋汤	二米饭（黑米、大米）、香干炒肉丝、醋熘白菜

提示

少食多餐不但可以防止血糖过快上升，还可防止低血糖。血糖过低会让人丧失意识，行为不受大脑控制，这是非常危险的。每天凌晨 2：00，下午 16：30—17：00 是人一天中血糖最低的时候，可将晚餐与午餐进行分餐，增加夜宵和下午加餐，以预防低血糖。

模块五　冠心病患者营养配餐

冠心病发病突然，但形成却需要很长时间，它是众多因素共同长时间作用的结果。血脂不断沉积、血管壁结构异常，形成粥样斑块硬化，导致血管狭窄，血液流量变小，造成心脏缺血，最终导致冠心病的发生。科学的配餐可以降低冠心病的发病概率，提高患者的生活质量。

一、引起冠心病的不良饮食习惯

（1）每餐吃得过饱会导致冠心病。吃得过饱、能量摄入过多，会使脂肪囤积起来，导致肥胖。而肥胖是冠心病的诱因之一。

（2）食盐摄入过多会导致冠心病。食盐摄入过多的地区也是冠心病的高发地区。这是因为钠离子会引起高血压，高血压会导致动脉硬化，从而引起冠心病。

（3）动物性食物是引起冠心病的一个重要因素。动物食物属于高能食物，尤其家畜的脂肪为饱和脂肪酸，过量摄入不但会引起肥胖，还会导致血脂沉积于血管内壁，诱发动脉硬化，从而导致冠心病。

（4）酗酒会加重肝脏负担，使血液中甘油三酯含量上升引起冠状动脉硬化，导致冠心病的发生。

二、冠心病患者配餐原则及注意事项

冠心病患者应当控制热量的摄入，以防止肥胖的发生，从而降低患冠心病的概率。糖类是我国膳食中热量的重要来源，过多地摄入糖类容易导致热量超标。冠心病患者除了要限制主食外，还要严格限制红糖、白糖、蔗糖、糖果、冰激凌、蛋糕、市售果汁、碳酸饮料等的摄入。主食以燕麦、玉米面、莜麦、荞麦等代替大米、白面，建议适当食用豆类，因豆类含有可以抑制胆固醇吸收的物质。饮料建议选择牛奶或者淡茶。

冠心病患者应当严格限制脂肪的摄入，尤其是饱和脂肪酸的摄入。食物中的脂肪将直接影响血脂浓度。脂肪摄入越高越容易患冠心病，其中饱和脂肪酸更容易导致冠心病。

冠心病患者不要吃胆固醇含量较高的蛋黄、鱼子、墨鱼及动物内脏，如肝、肾、脊髓和脑组织，这会直接引起体内胆固醇升高，对冠心病患者非常不利。建议以酸奶、豆浆、蛋清、海参及豆制品来代替，它们不但胆固醇含量低，还有降低胆固醇的作用。

冠心病患者配餐应以清淡、少盐、少脂、少糖、少辛辣为宜。配餐应当品种多样、营养均衡，同时做到少食多餐。

三、冠心病患者宜忌食物举例

冠心病患者宜食用的食物见表3—25，不宜食用的食物见表3—26。

表 3—25　　　　　　　冠心病患者宜食用的食物

食物	原因	机理
粗粮	含有丰富的维生素、矿物质、不饱和脂肪酸、蛋白质	动物蛋白质的替代品，可以降低胆固醇
蔬菜、水果	含有维生素、膳食纤维、矿物质	增加血管弹性、加快胆固醇代谢、吸附油脂及胆固醇
鱼、深海鱼	含不饱和脂肪酸、镁	对心血管具有保护作用
家禽	蛋白质丰富、脂肪含量少	减少胆固醇的摄入
坚果	含有丰富的膳食纤维、维生素、不饱和脂肪酸	调节胆固醇
植物油	含不饱和脂肪酸	有利于清除血脂

表 3—26　　　　　　　冠心病患者不宜食用的食物

食物	原因	不良反应
精米、精面	能量高，损失 60％～90％的纤维素、维生素、不饱和脂肪酸和矿物质	导致三酰甘油升高
家畜脑、内脏，动物油	脂肪与胆固醇含量高	增高血脂及胆固醇
蟹黄、卵黄、墨鱼、鱿鱼	胆固醇含量高	增加胆固醇
酒、酒精饮料	对中枢神经具有刺激作用	心跳加速、加速胆固醇沉积

四、冠心病患者每季一周配餐定制

应当根据冠心病患者实际情况进行营养配餐工作。根据客观条件选取当地方便获得的食材进行配餐，不可过于呆板地对食谱进行照搬。表 3—27 至表 3—30 所示为冠心病患者春季、夏季、秋季、冬季一周配餐举例，可作参考。

表 3—27　　　　　　　冠心病患者春季一周配餐

	早餐	午餐	晚餐
周一	脱脂牛奶、全麦面包、香椿豆腐	米饭、扒茄子、青椒炒黄瓜	发糕、鸡脯扒白菜、香干芹菜
周二	豆浆、发糕、拌生菜	米饭、清蒸比目鱼、虾仁炒韭菜	莜麦面面条、八宝菜（香干、香芹、豆芽、白果、玉兰片、腐竹、香菇、萝卜）
周三	小米粥、素包子、糖醋黄瓜	二米饭（小米、大米）、素烧豆腐皮、蒜蓉空心菜	馒头、洋葱炒木耳、醋熘白菜
周四	燕麦粥、玉米饼、素什锦（香干、白果、玉兰片、腐竹、香菇、萝卜）	米饭、土豆丝炒青椒、炒黄花菜（黄花菜、冬菇、玉兰片）	馒头、素烧菜花、茄子炖土豆
周五	豆腐脑、蒸饼、黄瓜拌豆芽	面条、熘鱼片、山药竹笋炒豆芽	米饭、蘑菇油菜、木耳炒西芹
周六	海参粥、馒头、拌苦瓜	烙饼、清炒苦瓜、蒜香茄子	发糕、鲜蘑腐竹、凉拌木耳
周日	西红柿面条荷包蛋、醋酿红衣花生	米饭、牛肉炖萝卜、醋熘白菜	玉米饼、烧二冬（冬笋、冬菇）、清炒豆芽

表 3—28　　　　　　　冠心病患者夏季一周配餐

	早餐	午餐	晚餐
周一	脱脂牛奶、发糕、拌萝卜丝	米饭、小鸡炖蘑菇、清炒豆芽	馒头、素烧芹菜（芹菜、玉兰片）、洋葱炒木耳
周二	绿豆汤、全麦面包、拌生菜	米饭、芹菜炒肉丝、三丝汤（海带、萝卜、笋）	玉米饼、虾仁炒韭菜、香干炒菠菜
周三	豆腐脑、馒头、蒜香黄瓜	米饭、醋熘鱼片、虾仁白菜	莜麦面面条、什锦豆腐（豆腐、海参、虾仁、瘦肉、鸡蛋、玉兰片）

	早餐	午餐	晚餐
周四	小米粥、玉米饼、黄瓜拌豆芽	馒头、鱼香肉丝、蘑菇鲜蔬汤	二米饭（小米、大米）、素炒豆角丝（豆角、香干）、青椒炒黄瓜
周五	麦片粥、花卷、拌苦瓜	二米饭（玉米、大米）、苦瓜肉丝、木耳烧豆腐	花卷、苦瓜肉丝、蘑菇白菜
周六	豆浆、馒头、芹菜拌腐竹	米饭、鲤鱼炖豆腐、海带拌豆芽	馒头、虾仁烧茄子、蚝油生菜
周日	玉米粥（玉米、大米）、烙饼、蒜蓉茄泥	花卷、蚝油生菜、肉片茄子	米饭、素烧菜花、木耳炒西芹

表3—29　　　　　冠心病患者秋季一周配餐

	早餐	午餐	晚餐
周一	大米粥、烤馒头片、黄瓜拌豆腐	玉米饼、家熬黄花鱼、清炒豆芽	发糕、烩里脊肉（里脊、木耳、黄瓜、笋）、醋熘白菜
周二	脱脂牛奶、玉米饼、芹菜拌腐竹、醋酿红衣花生	米饭、豆芽肉丝、虾仁芹菜、西红柿汤	馒头、鱼香肉丝、虾仁烧茄子
周三	南瓜粥、发面饼、鸡蛋白、拌三丝（黄瓜、胡萝卜、海带）	二米饭（小米、大米）、清蒸鲤鱼、香干芹菜	花卷、蘑菇白菜、竹笋炒肉丝
周四	海参粥、全麦面包、芹菜土豆丝	炒饼、苦瓜肉丝、鲜蘑腐竹、紫菜汤	米饭、莴笋炒肉丝、素烧豆腐皮
周五	豆浆、馒头、鸡丝拉皮（鸡肉、粉皮、黄瓜）	素馅水饺、拌三丝（黄瓜、胡萝卜、海带）	米饭、木须黄瓜（黄瓜、鸡蛋、木耳）、木耳烧豆腐
周六	燕麦粥、素包子、凉拌木耳	二米饭（玉米、大米）、小鸡炖蘑菇、素烧芹菜（芹菜、玉兰片）	玉米饼、土豆丝炒青椒、炒黄花菜（黄花菜、冬菇、玉兰片）

	早餐	午餐	晚餐
周日	瘦肉粥、花卷、冬菇豆腐	面条、什锦豆腐（豆腐、海参、虾仁、瘦肉、鸡蛋清、玉兰片）	米饭、芹菜炒肉丝、蚝油生菜

表3—30　　　冠心病患者冬季一周配餐

	早餐	午餐	晚餐
周一	豆浆、烙饼、冬菇豆腐、拌生菜	米饭、素烧豆腐、家熬鲤鱼	玉米饼、木耳炒西芹、洋葱炒肉丝
周二	冬瓜粥、馒头、酱牛肉	米饭、肉片茄子、青椒炒黄瓜	面条、虾仁烧茭白、素炒豆角丝（豆角、香干）
周三	脱脂牛奶、全麦面包、鲜蘑腐竹、醋酿红衣花生	烩饼、青椒炒鸡蛋、清蒸带鱼	米饭、蒜薹炒肉丝、醋熘白菜
周四	小米粥、花卷、鸡丝拉皮（鸡肉、粉皮、黄瓜）、拌生菜	米饭、海带炒肉丝、白菜豆腐汤	素馅水饺、拌三丝（黄瓜、萝卜、海带）
周五	核桃仁粥、馒头、凉拌木耳、芹菜花生米	二米饭（玉米、大米）、清蒸鸭子、清炒苦瓜	花卷、什锦豆腐（豆腐、海参、虾仁、瘦肉、鸡蛋清、玉兰片）
周六	瘦肉粥、素馅包子、海米拌黄瓜	馒头、香干炒菠菜、虾仁烧莴笋、冬瓜丸子汤	米饭、肉片烧菜花、虾仁炒韭菜
周日	银耳粥、发糕、芹菜土豆丝	二米饭（小米、大米）、小鸡炖蘑菇、笋片熘白菜	馒头、香干芹菜、洋葱炒肉片

第四单元　食品卫生安全常识

模块一　食品卫生基本常识

营养配餐不仅要科学合理，同时应当保证配餐能够被安全地食用。这个过程涉及食品信息的解读与餐具、炊具的选择等多个方面。

一、食品标签信息的识读

从事营养配餐的工作者应当认真研究食品标签，掌握标签中各种信息的含义，才能在配餐工作中正确使用该食品。

食品标签是指预包装食品容器上的文字、图形、符号，以及一切说明物。其基本信息应当包括食品名称、配料表、净含量、固形物含量、厂名、批号、生产日期等内容。它是对食品质量、安全特性的描述。食品标签不得有误导、错误及欺骗性的描述，食品标签必须准确科学、通俗易懂，容易被消费者识读。图4—1所示为食品标签示意图。

配料表中标出的各种原料规定为由含量高到低进行排列。配餐前要仔细观察配料表中的第一位，因为它是这种食品含量最多的原料。如果配料表中的某种配料是由两种或两种以上的其他配料构成的复合配料，还必须标明复合配料的名称，并在这种复合配料后面的括号里按照含量递减的顺序列出原始配料。如果此种复合配料在国家标准或行业标准中已有规定名称，且使用量小于25％，则可以不标出原始配料，但是其中的食品添加剂必须标出。

标签中还要求标注食品营养标签，也就是营养成分表。营养

产品名称：**精制香肠**

配料：猪肉、白砂糖、酒、食用盐、味精、鲜姜、香辛料、食品添加剂（三聚磷酸钠，D-异抗坏血酸钠、亚硝酸钠）、猪肠衣

净含量：300 g

生产许可证号：QS×××× ×××× ××××

食品用包装生产许可证编号：津××××—×××—×××××

产品标准号：SB/TXXXXX

食用方法：开袋即食，胀袋勿食用。

保质期：0~4℃抽真空包装储存90天

生产日期：××××年××月××日

营养成分表

项目	每100克	NRV(%)
能量	1070千焦（kJ）	13
蛋白质	24.0克	40
脂肪	6.5克	11
碳水化合物	25.2克	8
钠	1570毫克	78

产地：××市

制造商：××市××××加工厂

地址：××市××区××路××号

电话：(×××) ××××××××

传真：(×××) ××××××××

图4—1　食品标签示意图

标签左边第一栏为营养素名称，中间一栏为 100 g 食品中该营养素含量，右边一栏为营养素参考值（Nutrient Reference Values，NRV），表示每 100 g 食品中该营养素占当天人体应摄入总量的百分比。

营养成分表标明了食品的营养成分，其中能量、蛋白质、脂肪、碳水化合物、钠及其占 NRV 百分比为强制标出，但生鲜蔬菜、水果、生鱼、木耳、蘑菇、现制现售食品、调味品、茶叶、食用淀粉等不包括在内。部分企业还标注了微量元素等。

链接

发酵乳与乳酸饮料是完全不同的。发酵乳中使用最多的应该是牛乳，并且配料表中的第一位是"生牛乳""生乳"或"牛乳"等。而乳饮料中使用最多的是水，并且在配料表的第一位标注的是"水"。在配餐前，不但要看产品名称，还要看配料表。要仔细观察配料表的第一位，这是所购买食物中含量最多的原料。

反式脂肪酸代谢缓慢，容易积累在体内，是导致肥胖症、糖尿病、高胆固醇、心脏病、动脉硬化及某些癌症的危险因素，还有可能影响胎儿与青少年的正常发育。我国最新实施的《预包装食品营养标签通则》规定，在食品配料中含有或生产过程中使用了氢化和（或）部分氢化油脂时，应标示反式脂肪酸含量。如果每 100 g 产品反式脂肪酸含量小于等于 0.3 g，可标注为"0"。此前部分企业会以"人造奶油""氢化植物油""部分氢化植物油""起酥油""精炼植物油""精炼棕榈油""麦淇淋"等字样进行标注。

脂肪及食盐会导致多种疾病。配餐时参考营养标签，可减少热量、脂肪及钠的摄入，保证配制出的营养餐科学合理。营养标签使营养配餐比较容易做到营养平衡，尤其对一些慢性病人如高血糖、高血压、高血脂等人群的配餐具有重要意义。

在保质期一栏会标明储存条件。每种食品的储存条件是不同的，只有按照标签中的储存条件进行储存，食物才会在保质期内保持质量稳定不变质。

食品标签中还会标明食品添加剂。我国要求所有食品都要在配料表中标出食品添加剂的相关信息。食品添加剂不能使用"色素""甜味剂"等模糊概念，必须标出具体的添加剂名称，如亮蓝、柠檬黄、阿斯巴甜、甜蜜素等。

小知识

部分企业会在食品外包装上印上各种验证标识，如无公害食品标识、绿色食品标识、有机食品标识、原产地标识、ISO认证标识等。各种认证的对比见表4—1。

表4—1　　　　　　　各种认证的对比

认证名称	等级要求	强调重点	主要目的
无公害认证	最低	农产品安全性	指的是农产品的生长环境、生产过程和产品质量符合国家有关标准、规范和要求，将有害物质控制在标准之内
绿色食品认证	稍高	农产品的生产过程	无污染的生态环境中种植及全过程标准化生产或加工的农产品。绿色食品认证分A级和AA级两种：A级允许限量使用化学合成产品，同时要主动采用生物学技术和物理方法；AA级绿色食品要求生产过程中不使用化学合成的生产资料，如农药、肥料、饲料添加剂、兽药及有害于环境和人体健康的化学合成物质
有机食品认证	最高	食品生产过程的认证	在农业生产过程中禁止使用人工合成的肥料、农药、生长调节剂和饲料添加剂。食品的生产、加工、储存、运输和销售各个环节均要符合标准
原产地标志	—	—	表示产品来自最佳产地，可以达到此产地知名农产品的品质
ISO	—	企业管理认证	表示对生产过程管理科学有效，有利于预防事故的发生，它与不合格产品的出现、食物品质关系不大

二、食品包装及餐具的选择

在进行营养配餐工作时，除了要保证配餐本身的合理性和安全性外，配餐的包装和储存、加工工具均会影响到配餐的安全性。正确选择食品包装及餐具是营养配餐能够被安全食用的重要保障。

1. 一次性塑料餐盒

一次性塑料餐盒携带方便、价格低廉，但不合格的一次性塑料餐盒存在诸多安全隐患。进行配餐时要使用合格的一次性塑料餐盒。

一次性塑料餐盒按材质可分为通用塑料、植物纤维模塑、淀粉基塑料及其他覆塑型。采用以上原料按照规定加工制造的一次性餐盒是安全无害的。

在一次性塑料餐盒中，一次性发泡餐盒使用量巨大。一次性发泡餐盒价格低廉，但不合格的一次性发泡餐盒存在许多安全隐患，如回收利用难度大、自然环境下不易降解、部分企业采用丁烷发泡剂存在安全隐患、体积大不便仓储运输，更重要的是不合格的发泡餐盒在高温下会释放出有害物质，使用微波炉加热时容易融化，存在食品安全隐患。

链接

一次性发泡餐盒于 1999 年被禁止生产销售，于 2013 年解禁。

不合格的一次性发泡餐盒盛放的食物在 65℃时，餐盒中的 BPA（双酚 A）等有毒物质便会污染食品。用微波炉加热，其中聚合不完全的低聚物会挥发出来迁移到食物上，如果经常食用此类食物，有可能对肝、肾及神经系统造成伤害，甚至还有致癌的危险。

一些劣质塑料餐盒采用废旧塑料进行生产，为了改善品相还会在生产过程中加入工业滑石粉、石蜡、荧光增白剂等有毒有害物质，严重危害健康。

2. 一次性纸杯

配餐工作中会使用到一次性纸杯等纸质容器。一次性纸质容器需要按照正确方法使用，同时拒绝使用不合格的一次性纸质容器，保证配餐的安全性。

纸杯按质量可分为优等品、一等品与合格品三个等级，按原料构成可分为蜡杯和淋膜杯，按用途可分为冷饮杯、热饮杯和冰激凌杯。其生产原料为食品级木浆纸与食品级 PE 薄膜。杯身要求清洁无异物，印刷图案清晰、色泽均匀、无色斑、无异味，纸杯中不能含有荧光增白剂。纸杯要有一定的挺度，也就是人们常说的硬度，太软的纸杯也是不合格产品。尤其值得注意的是纸杯杯口距杯身 15 mm 内、杯底距杯身 10 mm 内不能进行印刷，以保证纸杯内壁不会被油墨污染。纸杯不得使用回收原材料生产。

链接

在购买纸杯时，应当通过正规渠道购买同色或者无色的纸杯。如果纸杯过于洁白，纸杯表面有色斑、黑点、硬块，逆光观察有杂质就不要使用。除此之外，购买纸杯时还应查看外包装是否印有生产厂家的名称、地址、产品名称、执行标准、生产日期、保质期和卫生许可证等信息，要购买印有"QS"标志的纸杯。最后还要观察外包装是否严密完整，否则可能会受到环境污染。

配餐时还会使用到其他纸质餐具，如纸桶、纸碗、纸餐盒等，其选购与使用方法与纸杯类似。

3. 餐巾纸

餐巾纸生产环境要求达到一次性卫生用品生产的标准，产品需要按照标准进行隔离生产与消毒。餐巾纸要求使用独立小包装，保证从出厂到使用始终与外界隔绝，这与卫生纸的生产相比要严格得多。

餐巾纸的生产与销售都有着严格的要求，不合格的餐巾纸颜色暗淡发黑，粗糙不光滑，逆光抖动会看到大量纤维及纸渣掉落，用手拉扯无弹性，极易断裂，断裂时会有纤维碎屑崩落，放在水里餐巾纸纤维会松散开。将劣质餐巾纸放在白色瓷盘中点燃，燃烧时伴有刺激性气味，燃烧后呈黑灰状，常会留下难以清洗的黄色的油渍。而合格的餐巾纸燃烧后则为白色灰烬。为了让劣质餐巾纸颜色变白，提高产品卖相，部分生产商会在生产过程中添加荧光增白剂及滑石粉等物质。由于生产环境不达标，劣质餐巾纸成为微生物生长繁殖的温床。劣质餐巾纸的包装与运输也不符合要求，一般采用大包包装运输，而非独立的小包装。由于劣质餐巾纸容易导致微生物、重金属或化学毒物超标，因此经常使用劣质餐巾纸有可能将餐巾纸上残留的有毒物质或微生物摄入人体，这又可能导致微生物感染、呼吸道炎症、皮肤过敏，甚至有可能导致脏器受到毒害。

合格餐巾纸为纯木浆制造，因此色白柔和、自然不刺眼、纸张均匀无杂质、无漏洞、无黑点、无墨斑、质地紧密、纹理清晰、手感柔软顺滑，用力拉扯具有较强韧性，不易拉断，无刺激性气味，燃烧后呈白灰状。

小知识

　　木浆有原生木浆与纯木浆之分。餐巾纸为原生木浆制造，原生木浆为没有经过使用的纯净植物纤维，生产厂家会在"主要成分"一栏标注"100％原生木浆"。另一种为纯木浆，其中可能添加了部分再生纸浆，常见于卫生纸的生产，生产厂家会在主要成分标注"100％木浆"。

4. 塑料用具

营养配餐工作中经常使用到塑料制品。如水杯、保鲜盒、微波餐盒、调料瓶、塑料吸管、保鲜膜、食品袋等，但使用不当会带来健康隐患。

塑料制品广泛应用于食品行业中，如饮料及油脂的储存容器、传输管道。塑料制品中常含有一种叫作塑化剂的物质。其中PVC（聚氯乙烯）制品塑化剂含量较高。由于塑化剂容易溶于油脂、酒精等有机溶剂，所以在传输此类原料及制品时有可能发生塑化剂迁移到食品、饮料或者白酒中的情况。人们在生活中也会经常接触到塑化剂，如保鲜膜。保鲜膜种类较多，一种为无添加剂由PE（聚乙烯）制成的保鲜膜，其黏性较差，不便于包装。另一种为添加了塑化剂由PVC制成的保鲜膜，其黏性大，包装生鲜食品时比较方便。除此之外，塑料饭盒、矿泉水瓶、一次性食品袋、塑料袋、医学用品等都含有塑化剂，其中以PVC制品含量较高。在用塑料袋加热食物时便会发生塑化剂向食品的迁移，尤其在加热油脂丰富的食物时，塑化剂污染食品的可能性会更大。

小知识

　　塑化剂也称增塑剂，为一种无色、无味液体状工业用塑料软化剂，它可以增强塑料的弹性、延展性及韧性。长期食用被塑化剂污染的食物会对身体产生不良影响。

在购买食品饮料或者塑料制品时，有时会发现包装上标有"PE"或"PP"标记，它们分别代表"聚乙烯"与"聚丙烯"。但是更多的情况是在瓶底的三角形回收标志内印有1～7之中的一个数字，它们代表的是不同的材质及注意事项，要留心瓶底数字的含义，具体见表4—2。

表 4—2　　　　　　　　　　塑料包装数字标记的含义

标记	学名	缩写	注意事项
1	聚对苯二甲酸乙二醇脂	PET	适合室温保存及冷藏饮料的包装，一般用于矿泉水及碳酸饮料。加热至 70℃时变形，在加热状态下或者长时间重复使用有可能溶出有害物质。请不要将使用此包装的饮料让阳光直射或在高温下储存。使用后不要再作为水杯或调料瓶使用，尤其不要盛装油脂、白酒、酱油、醋等
2	高密度聚乙烯	HDPE	常用于清洁沐浴用品及药瓶的制作。使用后不可作水杯使用或者盛放油脂、酱油、醋等，其不容易进行彻底清洁
3	聚氯乙烯	PVC	常用来制作雨披、塑料薄膜、建材及塑料容器，75℃时变形。价格低廉，可塑性强，使用广泛。高温时会释放有害物质，不易清洁易残留，食品包装很少见到，但生鲜食品会使用
4	低密度聚乙烯	LDPE	常用于保鲜膜，不可在微波炉中使用。如果富含油脂的食物在其包裹下于微波炉中加热，则其中的有害物质会污染食品
5	聚丙烯	PP	常见液体饮品如豆浆、乳饮料、果汁的包装，高熔点，可在微波炉中加热，经常被制作成微波炉餐盒、水杯等。在购买时应注意容器盖子的材质，部分厂家为降低成本容器盖可能会使用非聚丙烯材料，此类容器在进行微波加热前应当将盖子取下
6	聚苯乙烯	PS	常用于碗装方便面与快餐盒的制作，高温下会释放有害物质，不可在微波炉中使用。在盛放酸碱性食物时有害物质会溶解到盛放的食物中
7	其他（常见聚碳酸酯）	other（常见PC）	常用于水杯、水壶及奶瓶的制造。BPA，又名双酚 A，学名：2,2-双［4-羟基苯基］丙烷，简称双酚基丙烷，它是生产聚碳酸酯所用原料，如果有部分没有转化为聚碳酸酯的 BPA 存在，则在使用时会转移到水及饮品中，并且温度越高，转移速度越快，转移量也越大，对人类健康的危害也越大。目前 PC 制造的奶瓶已在中国禁售

此外，与食品饮料接触的塑料制品还有很多，如水杯、矿泉水桶、调料盒、塑料吸管、保鲜膜、食品袋等。

（1）塑料水杯。水杯是配餐工作者经常使用的用具。塑料水杯由于携带方便、密封紧密而被广泛使用。市售塑料水杯主要由两种材质制造，PP和PC。塑料水杯底部经常会标有"PP""PC"标记。PC水杯与PP水杯的区别见表4—3。

表4—3　　　　　　　　PC与PP水杯对比

材料	是否可微波加热	加热后现象	添加助剂	危害
PC	否	散发出塑料味	BPA	对婴儿存在安全隐患
PP	是	无异味	无	安全

目前只有100%PP材质生产的塑料产品是唯一被允许在微波炉中加热的产品。但是部分产品的杯盖不采用PP生产，因此在加热时应当取下杯盖。

（2）食品保鲜膜、保鲜袋。营养配餐工作中经常用到保鲜膜、保鲜袋。选购保鲜膜、保鲜袋时，不仅要关注价格与大小，还要注意材质。有的保鲜袋只能用于冷藏食物，不可用于加热。

用于生产食品保鲜膜、保鲜袋的材料有PE、PVDC（聚偏二氯乙烯）、PVC等。其对比见表4—4。

表4—4　　　　　　　　不同材质保鲜膜对比

材质	安全性	不可包装的食物	危险因素	危害
PE	相对安全	—	较少	较小
PVDC	相对安全	—	较少	较小
PVC	存在安全隐患	可直接入口的食物、熟食、富含油脂食物	氯乙烯塑化剂	生殖系统异常、性早熟、损害肝肾功能、导致癌症

购买保鲜袋、保鲜膜时，根据包装上的说明很容易分辨出产品的材质，即使是已经拆封丢弃包装的产品，用感官也很容易进行区分，具体见表4—5。

表 4—5　　　　　　　　不同材质保鲜膜的感官判断

材质	透明度	黏性	燃烧火焰	离开火源	燃烧现象	刺激性气味
PE	差	无	黄色	继续燃烧	类似于烛泪滴落	无
PVC	好	大	黄绿色	停止燃烧	不滴油	有

5. 铁制锅具

营养配餐需要用锅具来进行烹制。正确选择锅具可以保证配餐的安全性。

（1）铁锅。铁锅是中国传统厨具，不添加任何化学物质。适合煎、炒、烹、炸、蒸、炖、煮各种烹饪方式。由于其坚固耐用，配合其使用的其他炊具也没有特殊要求，使用非常广泛。铁锅购买后不要马上使用，因为铁锅在加工过程中会留下很多微小的细屑。铁锅在使用前应当先大火加热，然后用肥猪肉擦拭，如此反复，直到融化的猪油不再变黑为止。

（2）不粘锅。不粘锅是在金属锅体上固定了一层或多层涂层。不粘锅的最大优点是在烹饪时食物不易与锅体粘连，不易糊锅，因此在烹饪时可以少加甚至不加油便可烹饪食物，减少了脂肪的摄入，并且烹饪后容易清洗。

不粘锅之所以不易与食物发生粘连是因为不粘锅有一层特殊的涂层——特氟龙，学名聚四氟乙烯，在生产过程中需要添加一种名为全氟辛酸铵（PFOA）的助剂，它在高温时会分解，具有致癌风险，因此不粘锅应在 250℃ 以下使用。并且以此为涂层的不粘锅不能烹饪和存储酸性食品，这是因为特氟龙的结合强度不高，不粘锅做不到完全被特氟龙覆盖，因此有些部位会有金属裸露。如果烹饪酸性食物，会腐蚀金属材质，引起涂层膨胀导致涂层大面积脱落。

目前，按照标准生产的不粘锅是合格的，但是一定要在 250℃ 以下使用，不得干烧或者用油大火加热，同时不能制作酸性食物。由于不粘锅的种种限制，使用传统的铁锅则相对更安全。

（3）不锈钢锅具。配餐中还经常用到不锈钢餐具。不锈钢之所以不易生锈，是因为不锈钢除了铁以外，还含有抗腐蚀的镍、铬元素。不锈钢餐具按照材质有相应的代号，如代号"13-0"，前面的数字表示铬含量，后面的数字表示镍含量，"13-0"表示含铬13％，不含镍。按照相关规定，不锈钢餐具应当在产品或最小包装上标识"食品接触用"及不锈钢种类，因此没有标明不锈钢种类的产品不符合标准。

虽然名为不锈钢，事实上只是它的氧化速度很慢而已，如果长时间盛放盐、酱油、醋，不锈钢仍然会遭受腐蚀，有害金属随之溶出。由于一些中药含有丰富的有机酸及生物碱，用不锈钢容器熬煮时会与其发生化学反应，使药物失效甚至产生剧毒物质，因此不锈钢及其他金属容器不能用来熬制中药。

提示

一些劣质餐具是用不锈铁生产的。不锈铁是将回收的废金属如铁、铅、钢等回炉冶炼而成，由于其来源复杂，因此含有多种重金属。不锈铁生产的餐具在使用一段时间后会发生锈蚀现象，使用过程中会有镉、铅等重金属离子析出，对健康产生危害。

---

6. 陶瓷与仿瓷用具

配餐工作中经常会用到陶瓷与仿瓷餐具。

（1）陶瓷餐具。陶瓷餐具是由黏土或含有黏土的混合物煅烧而成，高档陶瓷餐具制造工艺非常复杂。陶瓷餐具具有美观大方、不会腐蚀生锈、表面坚硬、容易清洗等优点。

陶瓷餐具分釉上彩、釉中彩、釉下彩三种。釉上彩是先将陶胚进行一次煅烧，冷却后将贴花贴在陶胚上或直接在陶胚上进行彩绘，之后再进行低温二次煅烧。由于二次煅烧温度达不到使釉面融化的温度，所以图案不能浸入釉中。用手触摸图案有明显的凹凸感。釉中彩则是在二次煅烧时采用较高的温度，釉面发生融化，颜料浸入融化的釉中，冷却后瓷釉覆盖图案，因此釉中彩手感平滑，无凹凸感。釉下彩则是直接在陶坯上作画，一次煅烧而成，颜料完全沉入釉面以下，釉面平滑无凹凸感。

虽然陶瓷餐具有众多优点，但是不合格的陶瓷餐具也会带来安全隐患。

由于陶瓷餐具是使用黏土烧结而成，为了美观漂亮很多陶瓷餐具施了彩釉。陶瓷餐具的色彩是引起食物重金属污染的一个重要原因，为了让颜料与瓷胎紧密结合，彩绘时会加入助溶剂，添加的助溶剂中含有铅、镉等重金属。如果选料与釉彩不合格，也会增加重金属超标的危险，其中主要重金属有铅、汞、镭、镉等。镭属于放射性元素，对白细胞有杀伤作用。镉和铅会损害人的肝、肾。

购买回的陶瓷餐具不要马上使用，在使用前应当用食醋浸泡，以将不稳定的重金属溶出，同时注意观察图案变化，如果图案发生掉色或者溶解则不要使用。陶瓷餐具在使用时不要盛放酸性食物，以防重金属溶出。在使用陶瓷餐具进行微波炉加热时，要注意餐具上是否有金属装饰，有金属装饰的则不能在微波炉中使用。

（2）密胺餐具。密胺餐具就是商家宣传的仿瓷餐具，它是由密胺树脂粉在高温高压下压制而成。因其价格低廉、轻巧美观、耐用不易碎等优点被广泛使用。但一些不合格密胺餐具存在信息不全、甲醛超标等问题，存在较大安全隐患。

密胺属于高分子聚合物，合成密胺的单体为甲醛和三聚氰胺，改变甲醛的用量，甲醛的聚合度就会发生变化，产物的分子量也随之变化，其物理性状，如水的溶解度也就不同。

市售密胺树脂生产的产品中只有用100%密胺树脂生产的产品是无毒无害的，这样的产品才能当作餐具使用。密胺餐具不能在微波炉中加热，否则会发生开裂。由于密胺树脂价格较高，一些劣质餐具采用尿素与甲醛反应生成的脲醛树脂生产，有的为了起到逼真的效果，会在产品表面涂一层密胺粉。用脲醛树脂生产的餐具在遇热、酸、水等情况下，会有大量的甲醛释放出来，而甲醛为强烈致癌物质，对人体健康构成极大威胁。

在选购密胺餐具时，应当仔细分辨。首先要在大型正规渠道购买并索要发票，如出现质量问题可以作为追溯的证据。合格的密胺餐具价格相对要高，切不可贪图便宜购买劣质密胺餐具，这样无法保证配餐的安全性，给健康带来极大危害，得不偿失。

> **提示**
>
> 　　一些零售商会将不可加热的"置物盘"与合格的密胺餐具放在一起进行销售，要仔细查看标签，不要将置物盘当作密胺餐具购买使用。

7. 筷子

筷子是配餐常用餐具之一，按材质分有塑料筷子、涂漆筷子、不锈钢筷子、木筷子、竹筷子等。种类繁多、图案多变的筷子，并不都适合配餐使用，有一些筷子甚至可能对健康产生危害。

（1）塑料筷子。塑料筷子价格便宜，部分塑料筷子色彩艳丽，给人以愉悦的感觉。但是塑料筷子容易受到食物中酸、碱及油性物质的侵蚀。用久的塑料筷子会产生变形、筷身布满开裂细纹的情况，不但不易夹取食物，同时也给清洁带来困难，容易滋生细菌。除此之外，塑料筷子中的助剂容易溶出，污染食品，危害人的健康。

（2）涂漆筷子。涂漆筷子色彩丰富、图案多变。但是涂漆筷子颜料中含有重金属及有机溶剂，如铅、苯等，容易损害人的肝、肾，还有致癌风险。由于食物酸碱各异、油脂丰富，这些有害物质会溶于食物，甚至直接发生涂料脱落被人食用，对人体产生危害。

（3）不锈钢筷子。坚固耐用，容易清洗，且不易滋生细菌，但是不锈钢筷子手感冰冷，夹取热食时会快速传热，筷身光滑不易夹取食物，拿握不当容易滑脱。首次使用不锈钢筷子的人经常因为咬到坚硬的筷身而牙齿疼痛。

（4）本色木筷。木筷由于价格便宜而备受青睐。在选择木筷时要选本色的，以防染料污染食品。本色木筷优点众多，但是木筷防腐性差，使用时间过长食物碎屑容易黏附于木筷的缝隙中，成为微生物滋生的温床。

（5）本色竹筷。本色竹筷目前来说是配餐及家庭用筷中最安全、最节约、最卫生的筷子。本色竹筷取材天然，无毒无害、使用安全、价格低廉。并且竹子强度高、韧性大，使用过程中不易变形开裂，竹子生长周期短，有助于环保。

竹筷、木筷更适合配餐使用，但是竹筷、木筷也有其缺点。长时间使用及搓洗后会产生细小划痕，变得粗糙，不易清洗，容易滋生细菌。因此使用竹筷、木筷时应当及时清洗、注意消毒、及时更换。竹筷、木筷使用时间不要超过 6 个月。

模块二　各类食品的选购与储存

配餐过程中会用到谷物、水果、蔬菜、豆类、禽蛋、肉类、食用油、牛奶等食品原料。正确选购、储存这些原料对配餐工作非常重要。

一、谷物的选购与储存

大米、小麦、玉米、燕麦、小米、糯米、香米、紫米等都属于谷物，是中国人喜欢的主食。

1. 袋装谷

袋装谷可根据包装上标识的等级来判断产品的质量，或者透过包装观察碎谷的多少进行品质判断。如果发现包装内断谷、碎谷较多则品质较低，碎谷越多品质越差。购买袋装谷时，需仔细观察产品标签，检查产品名称、生产厂家、厂址、产品级别、净含量、生产时间、保质期、生产许可证、执行标准等信息是否完整。

2. 散装谷

应选择颗粒饱满、色泽均匀、胚芽颜色自然、有透明感的谷物。新谷仔细闻可以闻到少许清香，并且碎谷少。取少许谷物用手搓热后香气会变浓。新谷含水量较高，韧性较大，硬而不脆，揉搓过程中不会有谷粒碎裂，手感圆润光滑，蒸出的饭口感松软、清香诱人。

陈谷颜色发黄、胚芽颜色较深，有的呈咖啡色，并呈现许多裂纹。陈谷含水量较小，质地硬而脆，碎谷较多。用手搓热后无谷香味，只有谷糠味，甚至是霉味。

购买谷物时可取少许在干净的餐巾纸上搓动、摩擦、挤压，如果发现纸上有类似于油渍的印迹，则这种产品可能是经油脂或石蜡抛光的陈谷，在搓动的过程中谷粒容易碎裂，仔细闻会嗅到油脂的气味，有时伴有发霉的味道。将手插入谷物中，如果手上带有可以吹掉的白色粉末的是新谷，而经过抛光的陈谷则无此现象，反而有种油腻粘手的感觉。在用白餐巾纸揉搓的过程中有其他颜色粘在纸上的是经过染色的谷物，如劣质的紫米、黑米等。

购买谷物时不要一次性购入过多，购买的越多储藏时间越长，存储难度也越大。谷物经过脱壳处理，此时胚乳直接与空气接触，容易吸潮，同时容易被微生物、害虫污染。购买后要科学储存才能保证品质，如果储存不当，不但谷物的色、香、味等感官指标下降，同时谷中的淀粉、蛋白质及脂肪等营养素也会发生损失，甚至有可能被黄曲霉毒素污染，危害人们的健康。

对于散装谷，应当将其分装到小的食品级塑料袋中，不可用编织袋或者非食品级塑料袋存放。由于散装谷在销售过程中是裸露在空气中的，因此可能已经污染了微生物。分装成小袋，袋内不留空间，袋口扎紧，这种方法可以避免所有谷物全部变质，同时隔绝了空气，不利于微生物的繁殖，延长保存时间。

散装谷在保存时可以放一些花椒，花椒具有驱虫的效果。可以将花椒包在纱布中，分放在不同位置。用这种方法可以预防虫蛀。如果是采用缸存放谷物，那么就需要防潮。如果条件允许，取适量草木灰用纱布包裹好后放在缸底，再放入谷物，这样会延长保存时间。

谷物在储存时不要与鱼、肉、水果、蔬菜放在一起，因为这些食物水分较大，与其一同储存容易发霉变质，同时也不要放入冰箱的冷藏室储存，因为冷藏室湿度更大。

3. 面粉

对于面粉来说，其选购与保存和谷物有明显不同。面粉由小麦经研磨加工制成。面粉按照用途、性状、精度及蛋白质含量具有不同的分类方法。虽然面粉种类各不相同，但面粉的挑选方法基本一致。

合格的面粉颜色自然，为象牙白或者微黄，用手指搓捻感觉细滑，干燥松散不成块，气味正常。如果颜色过白，搓捻时发现容易堆积成型，不松散，有粗粒感，并且其颜色稍深，闻起来有霉味，则说明面粉湿度过大，容易发霉或者已经发霉，并可能添加了增白剂。

选购面粉时，如果不是有特殊需要，建议不要选择加工过精细的面粉，因为面粉加工越精细，损失的营养素越多。

面粉不要一次购买过多，以防存放时间过长发霉变质。购买后的面粉要置于阴凉、通风、干燥、清洁的地方。如果环境过于潮湿，卫生条件差，面粉含水量会逐渐增加，面粉就会出现结块、生虫、霉变的情况。

二、水果的选购与储存

购买水果时，如果水果的蒂头、果脐及水果上面的纹路已经舒展开，并且用手压迫富有弹性，说明生长时间较长，果实已经成熟。否则表明果实还未成熟。

水果应当挑选外观饱满、手感较重的购买，这样的水果汁液较多、组织致密，口感脆甜。如果发现相同的水果手感较轻，则可能储存时间较长，水分已经蒸发，甚至其内部已经开始腐烂。

有人在挑选水果时，认为有虫眼的水果没有施杀虫剂，这样的水果比较安全。事实上有虫眼的水果同样有风险。因为水果在遭受虫害后，果农为了治理虫害而喷洒杀虫剂，这时杀虫剂反而会通过虫眼污染水果内部，这样的水果安全隐患更大。

一些形状奇特的水果可能是人工培育的，也可能是受到外界刺激导致生长不均衡而形成的。其中农药喷洒不均、催熟剂施用不均，或者水果某一部分受到重金属污染等，都可以让水果产生生长异常现象，这时水果就会表现出外形的变化。

反季节水果可以在水果成熟前储存起来，等到水果稀少时再反季节销售。此类水果生长及成熟均无人干扰，水果内部淀粉向糖的转化充分，因此口感良好且有水果香气。而另一些反季节水果则是人为干扰水果生长规律，让植株在反季节坐果，但是由于气候条件，如日光、温度、湿度与水果最佳坐果条件相差较大，导致水果口感、外观与自然条件下成熟的果实相差较远。果农为了让水果及时上市或改善水果品相，需要使用一些化学药剂，这会让果实在外表上看起来已经成熟，但是果实内部却并没有成熟。

经化学药剂催熟的果实口感不好、发涩、不甜、无果香、不鲜美，同时过量使用化学药剂会增加水果的食品安全隐患。但这并不是说催熟的水果都是不安全的，例如用于催熟水果的"乙烯利"，它只对植物有显著作用，只要按照要求使用，并不会给人体带来伤害。

配餐要避免使用染色的水果。在用手剥橘子或橙子时，有时发现手被染上了黄色，这是因为这些水果是经过染色的水果。一些水果由于色泽暗淡、品相不好，销售商为了改善水果品相便将水果染色。如果给水果染色的染料为非食品级，那么人食用后便有可能中毒，因此不要购买染色水果。鉴别染色水果的方法比较简单，用一张白色餐巾纸用力擦拭水果，如果纸面上有颜色则说明水果经过染色。

还有一些水果，尤其是高档水果，其表皮外经常被喷上一层果蜡，而且这层果蜡冷热水均无法洗掉。安全的果蜡一般为树胶、虫胶、蜂蜡之类的有机物。喷涂在水果上可以防止水分蒸发、美化外观，延长货架期。此类果蜡干爽、无异味、不粘手，但是此类果蜡成本较高。一些不法商贩为了降低成本，给水果喷涂工业石蜡，工业石蜡含有多种危害人体健康的物质，长期食用会引起中毒。喷涂工业石蜡的水果外观亮泽，手感油腻，因此建议水果削皮后食用。

采用正确的储存方法可以较长时间地保持水果的口味与口感，达到延长储存时间，防止腐烂的目的。

水果一般储存于通风、阴凉、干燥处，一些水果，如苹果、梨、葡萄、李子、草莓、樱桃、桃、柿子等可以放在冰箱冷藏室中，这样可以降低水果的代谢速率，延长水果储存时间。但是香蕉、荔枝、杧果、火龙果、木瓜等热带水果放入冰箱则会引起冻害，导致果皮发黑、加快腐烂。

三、蔬菜的选购与储存

选购蔬菜时不要选购颜色异常、体积过大、过宽、过长的蔬菜，这些蔬菜有可能使用了过量的农药、化肥或者植物生长调节剂；也不要购买过于洁净的蔬菜，一些蔬菜经过水洗后反而容易腐烂。而一些蔬菜在清洗时会加入连二亚硫酸钠，工业俗称保险粉。用保险粉清洗过的胡萝卜品相艳丽，表面没有任何坑洼泥土，但是保险粉容易造成重金属污染，危害健康。

购买蔬菜时也不要购买有异味的蔬菜。蔬菜的异味可能来自腐烂部分，也可能是在运输过程中被化学药剂污染，有些则是为了增加蔬菜品相或者延长货架期而用化学药物喷洒或浸泡过。

配餐尽量使用应季蔬菜，应季蔬菜的温度、湿度及光照都为自然条件，自然成熟，蔬菜内部营养素合成充分，不需要使用其他化学药物或者植物生长激素。而反季节蔬菜由于生长环境为非自然环境，并且人工也无法完全模拟出适合蔬菜生长的条件，为了弥补这个缺陷，部分蔬菜需要使用植物生长调节剂。

市售的蔬菜有可能会有农药残留，农药分为水溶性和脂溶性。清水只能溶解水溶性农药，但是不能清洗掉脂溶性农药。为了清洗脂溶性农药，可在清水中加入适量洗洁精，浸泡 3~5 分钟，然后再用清水充分清洗，将洗洁精冲洗干净，这样能将大部分农药去除。

尽量不要购买容易遭受虫害的蔬菜，如青菜、白菜、韭菜、花菜、鸡毛菜、空心菜、茭白等，此类蔬菜容易招致虫害，且害虫抗药性较强，所以菜农会频繁大量使用农药，容易造成农药超标。而一些蔬菜由于具有独特的气味与刺激性，不容易发生虫害，如生菜、芹菜、油麦菜、茼蒿、菠菜、胡萝卜、洋葱、大蒜、大葱、香菜、苦瓜、丝瓜、辣椒等。

不要购买需要施加大量氮肥的蔬菜，蔬菜在吸收氮元素后，会在蔬菜内部产生硝酸盐。如果烹饪与储存不当，硝酸盐会转化为亚硝酸盐，具有致癌危险，危害人体健康。硝酸盐含量高的蔬菜有根菜类、薯类、绿叶菜，硝酸盐含量低的蔬菜有豆类、瓜类及食用菌。

市售的绿叶蔬菜适合在4℃环境下进行储存。温度升高蔬菜代谢速度也会加快，容易腐烂。但是温度也不能过低，不得低于0℃，否则会发生冻害，蔬菜细胞破裂，造成腐烂。如果不能在冰箱中储存，应将蔬菜直立捆扎好，用报纸包裹2～3层，但是不要放在塑料袋中，根部朝下于通风干燥处储存。配餐前充分清洗，以防报纸油墨污染。

对于含糖量较高的根茎类蔬菜，如藕、土豆、萝卜等不适合冷藏，根茎类蔬菜不要清洗，放于通风、干燥、背光处储存。如果是大葱之类的蔬菜，有条件的话可以将其根部埋入土壤中。

瓜类蔬菜由于被坚韧的外皮包裹，因此既不容易被微生物侵蚀，也不容易流失水分。对于完整的瓜菜，应当放在通风、阴凉、干燥处存放。但对于已经切开的瓜类蔬菜，则应保持切面干净，用食品级保鲜膜覆盖切口，放入冰箱冷藏室储存。

对于豆类蔬菜，可以将豆荚去除，将豆子清洗干净，沥干水分后用食品级保鲜袋包裹好，放入冰箱冷冻室储存。

不论是何种蔬菜，都不要一次购买过多，因为蔬菜营养丰富，水分含量大，非常容易腐烂。最好的方法是适量购买，现吃现做，不但最大限度地保留了营养，避免了浪费，同时也减少了蔬菜腐烂带来的安全隐患。

四、豆类的选购与储存

豆类包括黄豆、黑豆、绿豆、红豆、蚕豆、豌豆等。豆类营养丰富，容易储存，可添加于主食中或者单独成菜，是人们生活中离不开的食物。虽然豆的种类众多，但是挑选与储存方法基本一致。下面以绿豆为例讲解豆的选购与储存。

挑选绿豆，应当选择表皮致密光洁有金属感的绿豆。劣质绿豆色泽暗淡、大小不一、不饱满、碎豆多、有杂质、豆皮干瘪有皱纹，甚至有虫害或霉变味。

将手插入绿豆中清爽光滑，将手拔出后手部干爽、无油腻感，同时手上没有任何颜色，取少许绿豆在手心揉搓无异味，此为合格绿豆。如果手上有油腻感，则绿豆可能用石蜡进行过抛光。如果手上有其他颜色，如绿色，则是经过染色的绿豆。同时也可以抓取少许绿豆在一张餐巾纸中揉搓，如果餐巾纸留有油渍，则说明绿豆被石蜡进行过抛光，如果餐巾纸有颜色，则说明绿豆进行过染色。用手将容器下部的绿豆翻至上部，绿豆品相均匀、无碎豆、无虫、无杂质、无异味。

如果购买的绿豆比较少，并且有条件用冰箱储存，可以将绿豆分装成若干份，用塑料袋包裹好放在冰箱的冷冻室保存。

如果不适合冷冻保存的话，可将绿豆在阳光下晾晒，让豆子里的水分蒸发，杀死可能存在的虫子、虫卵及微生物。晾晒好的绿豆用棉布袋盛放，其中在不同部位放置若干个装有花椒的纱布袋，以起到防虫的效果。袋子要放置于阴凉、干燥、通风的地方。

绿豆不能直接放在冰箱的冷藏室中储存，这很容易造成绿豆发芽或者霉变。

五、鸡蛋的选购与储存

选购鸡蛋时，先放在手中感受重量。鲜蛋手感重，陈蛋手感轻。这是因为陈蛋存放时间较长，蛋液中的水分不断挥发，重量也就变轻了。将鸡蛋轻微摇动，如果感觉里面的蛋液在流动，则表示鸡蛋为陈蛋，固定蛋黄的系带已经发生水解。将鸡蛋逆光观察，如果观察到黑点，则不要购买。

有些商家促销的裂壳蛋不要购买，蛋壳破裂的鸡蛋，里面的蛋液与空气直接接触，蛋液是营养丰富的物质，容易滋生微生物。

发霉的鸡蛋和臭鸡蛋不要购买。此类鸡蛋蛋壳明显发黑，或者蛋壳上呈现出发霉的黑斑点。其中有些手感很轻。摇动鸡蛋，能感觉到蛋液在蛋壳内晃动。此类鸡蛋完全失去食用价值。

死胎蛋，俗称毛鸡蛋，不要购买。死胎蛋是由于鸡蛋在孵化过程中外界温度变化或者微生物侵入导致胚胎停止发育而引起的。此时鸡蛋内的营养物质已经发生变化，如果是由于微生物的繁殖而导致的死胎蛋还会产生有毒有害物质。此类鸡蛋逆光观察可与正常鸡蛋轻易区分开。

部分商家在销售鸡蛋时会以红皮鸡蛋或者红心鸡蛋作为鸡蛋的卖点。事实上鸡蛋壳或鸡蛋黄的颜色与鸡蛋的营养价值无关。鸡蛋壳、蛋黄之所以变红是在饲料中添加了色素的缘故。

对于柴鸡蛋和普通鸡蛋，在口感与营养上无显著差别。之所以有人认为柴鸡蛋口感鲜美，这是出于心理暗示的作用。有人认为粘有鸡粪或者鸡毛的蛋为鲜蛋，其实鸡蛋是否新鲜与此无任何关系，这些物质反而容易让鸡蛋受到污染。

提示

从流动摊贩处购买鸡蛋时要避免购买假鸡蛋。目前分辨假鸡蛋的有效方法是将鸡蛋敲破后放置于碗中，戳破蛋黄膜静置，蛋黄与蛋清发生自溶的为假鸡蛋，蛋黄保持戳破状态，不与蛋清相溶的为真鸡蛋。此外假鸡蛋煮熟后蛋黄弹性大，口感僵硬，有异味。

选购鸡蛋时应通过正规大型渠道购买，最好购买具有独立包装的盒装蛋。并且包装上要标有生产厂家的名称、厂址、联系方式、生产时间、保质期等信息。

市售鸡蛋一般经过消毒，购买时要选购外表清洁的蛋，回家后不要用水再次清洗。如果鸡蛋被水润湿的话，包裹于蛋壳表面的蛋白质层便会溶解，气孔失去屏障，空气容易进入蛋内，鸡蛋更容易变质。

购买后的鸡蛋，将大头朝上，尖端朝下放置在冰箱冷藏室中保存。这样可以使蛋黄悬浮于蛋清中，避免贴黄蛋的产生。放在冰箱中的鸡蛋最好用餐巾纸包裹，以防蛋壳表面微生物污染其他食品。如果没有条件进行冰箱冷藏的话，可以将鸡蛋用餐巾纸包裹，大头朝上用盛蛋的瓦楞纸盛放，放置于阴凉干燥处。鸡蛋的选购与储存方法同样适用于其他禽蛋。

六、禽畜肉的选购与储存

人们日常食用的禽畜肉有鸡肉、鸭肉、猪肉、牛肉、羊肉等。虽然每一种肉的肉质各异，但是挑选与储存的方法大致相同。

新鲜合格的禽畜肉无异味，新切的断面有潮湿感，无液体流出。肉质弹性好，用手指按压后可立刻恢复原状，按压时无黏液流出。

劣质禽畜肉有酸味、腥臭味等异味，肉质暗灰，无光泽。病死禽畜肉切面为暗红色，略带紫色，同时有淡黄色或粉红色液体流出。变质禽畜肉弹性差，按压后不能复原，按压处有黏液流出，甚至手指可以插进肉中。如果发现禽畜肉的肉皮有紫红色，有瘀血，脂肪呈现灰红色，血管有黑色血块，则是在死后才进行宰杀的禽畜，有可能是病死禽畜。

七、水产的选购与储存

水产是海洋、江河、湖泊中出产的动物或藻类等的统称。

鲜活动物水产要健康有活力，外表无病变特征。冷藏动物水产要口腔紧闭、不易扒开，口内干净、无污物、无异味；眼球清澈明亮，饱满突出、有弹性；表皮完整致密有光泽，鳞片无脱落，黏液透明光滑；肉质有弹性无异味，用指挤压后可立刻恢复原状，骨肉结合紧密，切面颜色自然；腹部无肿胀感，肛门色白、凹陷。

藻类应当质地厚实紧密、完整、无霉斑、无虫蛀、颜色自然，颜色既不能过于鲜亮，也不要过于暗淡，水洗或水发后无脱色现象。

不论是畜肉、禽肉还是动物性水产，由于营养丰富，很容易被微生物污染。因此采用冷冻的方式储存比较合适。肉类在冷冻前应当清洗干净，切成小块，按照一顿的用量分装成小包装后进行冷冻。冷冻前还要沥干水分，以免小块肉冻结在一起形成大块不易分离。

八、调味品的选购与储存

对于液体调味品，如酱油、醋、食用油等，应选择液体透明、无沉淀、无异色的。对于酱油、醋等调味品，用发酵工艺酿制的要优于勾兑出来的产品。购买时要查看配料表，查看原料是否是转基因产品，是否有供发酵的原料，根据实际情况进行选择。

对于固体调味品，应当查看包装密封是否完整，产品是否有结块现象，产品颜色、气味是否改变。对于花椒、八角等香辛料，应当查看个体是否完整，有无霉变，是否有异味，挑选个体饱满、味道纯正的购买。

调味品应当选择避光、阴凉、干燥处储存。

九、牛奶的选购与储存

合格的牛奶呈乳白色，无杂质、沉淀、结块现象，有固有的乳香味，但并不十分浓郁，口感也无黏稠感、无甜味。如果是瓶装奶，从外面观察瓶底，有沉淀的不要饮用。

牛奶及乳饮料品种繁多，如果食品标签上标有"饮料""含乳饮料"字样的，不能当作纯牛奶来饮用，它的食品配料表第一位不是牛奶，一般是水。此类饮品只是添加了牛奶的饮料，只要饮料中牛奶含量不低于30％便可称为含乳饮料，其营养价值比牛乳低。

酸牛奶是牛奶经发酵的乳制品，保留了牛奶的营养物质，同时还添加了有益人类健康的微生物。由于微生物将乳糖代谢掉，所以食用酸奶不会有乳糖不耐症等反应。

由于牛奶通常情况下为小包装，可一次饮用完，因此存在的储藏问题比较少。对于没有饮用完的小包装牛奶应抛弃。如果购买的大包装牛奶没有饮用完的话，应当将牛奶储藏于冰箱冷藏室中，低温、避光、密封保存，但不可冷冻，并要尽快饮用完。

模块三　常见食物中毒的抢救及预防

　　食物中毒是食源性疾病的一种，指的是因食用了有毒有害物质或有毒有害物质污染的食品后出现的非传染急性疾病。营养配餐工作者不但要会调配营养餐，同时也应掌握应对食物中毒的抢救与预防措施。

　　一、食物中毒的症状

　　食物中毒一般表现为恶心、呕吐、腹痛、腹泻、肢体麻木、四肢无力、运动障碍等，或同时伴有发烧等其他症状。如果呕吐与腹泻过于严重，还有可能发生脱水、休克甚至死亡。

　　二、食物中毒的特点

　　引起食物中毒的原因很多，种类各异、症状不一，但是食物中毒的基本特点是相同的。

　　食物中毒潜伏期短，来势迅猛，一般在食用有毒食物后数分钟或几小时内便会发病。如果是多人就餐时因食用同一种有毒食物而引起食物中毒的话，一般发病比较集中，且症状相似，表现为突然集体发病，以急性消化道症状为主，如恶心、呕吐、腹痛、腹泻等，或伴有其他中毒症状。发病一般与进食量有关，有毒食物进食越多发病越快，病情越重。

食物中毒只与有毒食物有关，不具有传染性，即使是同一餐桌进餐，也只有食用了有毒食物的人才会中毒，不食用有毒食物的人不会中毒，停止食用该有毒食物后将不再有新增病例。

食物中毒会表现出季节性，如夏季多发细菌性食物中毒。如果到了某种有毒动植物成熟季节的话，则因此而引发的食物中毒案例也会迅速增多。

三、食物中毒的分类

食物中毒可以分为细菌性食物中毒、真菌性食物中毒、化学性食物中毒、有毒动植物中毒。

1. 细菌性食物中毒

细菌性食物中毒是指因食用了致病细菌或细菌毒素污染的食品而引起的食物中毒。细菌性食物中毒是最主要、最常见的食物中毒。其中动物性食源在细菌性食物中毒中占有很大比例。引起细菌性食物中毒的原因很多，如食用了被细菌污染的禽、畜熟食，使用了被细菌污染的餐厨用具，食品卫生环境恶劣，食品加工人员携带的细菌污染了食品，这些都会引起细菌性食物中毒。

由于细菌大部分不耐热，在高温下会迅速死亡，因此将食物充分加热煮熟可有效预防细菌性食物中毒。夏天温度高，湿度大，利于细菌繁殖，夏天也是凉菜受到青睐的季节，因此夏季是细菌性食物中毒的高发季节。

2. 真菌性食物中毒

真菌容易在谷物中生长繁殖，如果人食用了真菌或其毒素污染的食物，如发霉变质的农作物，则因此而引起的食物中毒就是真菌性食物中毒。如果动物食用了发霉变质的食物，人再食用此类动物，同样有可能引起中毒。

被真菌污染的食品给人直接的感官印象是食物发霉变质。普通的烹饪方法不能将真菌毒素破坏，因此发霉变质的食物经过加热后仍然带有毒性。由于真菌生长繁殖及产生毒素需要一定的外部环境，如温度和湿度，因此真菌性食物中毒具有一定的季节性。

3. 化学性食物中毒

化学性食物中毒是指因食用了化学毒物或化学毒物污染的食物而引起的食物中毒，如化学农药导致的中毒。引起化学性食物中毒的原因不一定是食物本身直接被化学毒物所污染，也有可能是间接污染了食物，如环境中的化学毒物通过富集作用在鱼类体内慢慢蓄积，被人食用后导致中毒。

4. 有毒动植物中毒

生活中经常会遇到一些有毒动植物，如果处理不当，就会引起食物中毒。有毒动植物中毒可以分为两类：一类是动植物本身有毒，食用后引起食物中毒，如食用河豚导致的中毒；另一类是动植物本身无毒，但是由于加工储存不当而产生毒素，食用后引发中毒，如食用发芽的马铃薯导致的中毒。

四、食物中毒的抢救原则与急救措施

对于食物中毒较严重的病人，应当一边拨打急救电话一边对病人实施急救，为医护人员争取更多时间。

在发生食物中毒后，应当迅速用筷子或者手指刺激中毒人员的咽喉后壁，对中毒人员实施催吐，如果中毒人员已经发生强烈呕吐的话可不用催吐。催吐后如果有牛奶、鸡蛋清、米汤、豆浆等，尽快给中毒人员灌服，如果没有，用温淡盐水灌服，然后继续实施催吐，直到将有毒食物吐干净为止，但是催吐不适用患有高血压、心脏病、肝硬化、严重胃肠疾病及已经昏迷休克的病人。催吐过程中要保持中毒人员口鼻朝下的状态，便于有毒物质吐出，同时也可以防止呕吐物倒吸进气管引起窒息。

对于食物中毒症状较轻的病人，催吐后在他人陪同下到医院进行治疗。

对引起中毒的食物及呕吐物要留样，交给医护人员，以便医护人员更好地判断食物中毒的情况，便于抢救。密切观察与中毒人员一同进餐的其他人员，如有新增中毒人员要及时告知医生。相关人员要保护好现场，以便相关部门进行调查。

五、食物中毒的预防

不吃已经腐败变质有异味的食物；不吃被昆虫、动物污染的食物；不要在流动摊贩处购买来历不明的食物；不吃颜色异常的食物，如颜色发绿的马铃薯；不吃不熟悉的食物，如野蘑菇。食物的烹饪方法要安全正确，食物要被充分彻底加热，如禽畜肉、扁豆等。加热不但可以杀灭潜在的致病微生物，还可以使有毒食物中不耐热的致毒生物活性物质失活。烹饪食物时要将手洗干净，尤其是接触过生食之后，在接触熟食前一定要洗手。生熟食物要有独立的烹饪工具。烹饪好的食物要尽快吃掉，食物存放时间越长越容易受到污染。有毒动植物不要食用，如河豚。购买的蔬菜要仔细清洗，以防农药残留。不要用饮料瓶盛装化学试剂，化学试剂瓶及农药瓶要有醒目标记，并放置在儿童触及不到的位置，以免引起儿童误食。农药、杀虫剂、灭鼠药等要远离食品、调料存放，以免被误食误用。

六、生活中容易导致食物中毒的食物举例

生活中容易导致食物中毒的食物见表4—6。

表4—6 　　　　常见可以引起食物中毒的动植物举例

食物	原因	机理	中毒症状	预防措施
四季豆、豆浆	含皂素和凝集素	红细胞发生凝集和溶血；对消化道黏膜产生刺激作用，引起消化道肿胀出血	恶心、呕吐、腹痛、腹胀、腹泻	充分加热
发芽马铃薯、未成熟西红柿	龙葵素	神经毒素	食用25 g以上：咽喉肿痛、发痒发热、恶心、呕吐、腹痛、腹泻；食用50 g：耳鸣、抽搐、呼吸困难、血压下降、瞳孔放大	不食用未成熟的水果蔬菜

食物	原因	机理	中毒症状	预防措施
鲜黄花菜	秋水仙碱	无毒的秋水仙碱在体内转化为有毒的二秋水仙碱	恶心、呕吐、腹痛、腹泻	热水焯，清水浸泡，食用时充分加热
木薯（苦杏仁、苦桃仁、樱桃仁、李子仁）	氢氰酸	生食或者食用未去皮的木薯等会在人体内代谢产生氢氰酸而导致中毒	恶心、呕吐、头痛、呼吸急促、紫绀、抽搐、呼吸困难、瞳孔散大、心律失常、呼吸衰竭等	去皮，清水浸泡6天左右，敞口加热煮熟，让氢氰酸充分挥发；汤汁不可饮用
过夜的绿叶蔬菜、腌白菜	硝酸盐	硝酸盐转变为亚硝酸盐，将血红蛋白氧化成高铁血红蛋白，使血液失去携氧能力	恶心、呕吐、窒息	不食用腐烂的绿叶蔬菜，不吃过夜或放置过久的绿叶蔬菜；腌制20天以上，食用前要充分清洗
无根豆芽	氮肥泡发	微生物会将含氮化合物转化为亚硝酸盐	恶心、呕吐	不食用无根豆芽
鲜木耳	含卟啉	光敏感物质	日光照射会引起皮肤瘙痒、水肿	食用干木耳
鲜蚕豆	生物碱	破坏细胞，刺激消化道	急性溶血性贫血、乏力、黄疸、呕吐等	将蚕豆充分煮熟
毒蘑菇	有毒生物碱	破坏人体组织	恶心、呕吐、死亡	不吃野蘑菇

食物	原因	机理	中毒症状	预防措施
霉变花生	黄曲霉	致畸、致癌、致突变	长时间小剂量摄入会引起肝癌，一次性大量摄入导致食物中毒	科学储存，变质不食
霉变甘蔗	节菱孢霉菌	3-硝基丙酸，神经毒素，损害中枢神经	恶心、呕吐、视力模糊、抽搐、手指呈鸡爪状，严重后遗症，丧失劳动能力；严重时，会因呼吸衰竭而死亡	不吃霉变食物
河豚	河豚毒素	毒性极强非蛋白物质，麻痹神经，人摄入 0.5 mg 致死	指尖、嘴唇发麻、恶心、呕吐、腹泻，全身麻痹甚至死亡	不吃河豚
青皮红肉鱼（金枪鱼、沙丁鱼、秋刀鱼、鲐鱼、鲭鱼）	组氨酸含量高	被细菌污染，组氨酸被细菌转化为组胺。大量食用含有组胺的鱼类，可引起食物中毒	恶心、呕吐、腹痛、腹泻、面色潮红、喉烧灼热、头晕、心跳加速、视力模糊、嘴唇肿胀	购买鲜鱼
胆毒鱼（青鱼、草鱼、鲢鱼、鳙鱼、鲤鱼等）	胆汁	胆汁有毒	恶心、呕吐、腹痛、腹泻	不吃鱼胆，鱼要煮熟食用
贝类	赤潮	赤潮中的毒素在贝类体内蓄积	恶心、呕吐、休克	来路不明的贝类不吃、不生食

培训大纲建议

一、培训目标

通过培训，培训对象可以在营养配餐岗位工作，或在家政服务中专业从事家庭营养配餐等工作。

1. 理论知识培训目标

(1) 了解营养配餐员应具备的职业道德和工作职责；

(2) 了解营养配餐员的基本素质；

(3) 熟悉常用营养配餐知识；

(4) 掌握不同年龄段人群的营养需求；

(5) 掌握部分常见病人群的营养需求。

2. 操作技能培训目标

(1) 了解不同人群的基本配餐方法；

(2) 了解部分常见病人群的基本配餐方法；

(3) 熟悉中国居民膳食指南；

(4) 掌握食物中毒的预防与急救方法。

二、培训课时安排表

总课时数：**79** 课时

理论知识课时：**38** 课时

操作技能课时：**41** 课时

培训课时分配表

培训内容	理论知识课时	操作技能课时	总课时	培训建议
第一单元 营养配餐基础	15	6	21	重点：能量、六大营养素的相关知识及各类食品特点、加工烹调 难点：蛋白质、碳水化合物、脂类和水在烹调中的应用，以及如何加工烹调各类食品 建议：教师应先从基本概念入手结合生活实际，慢慢导入课程，引起学员对营养配餐的学习兴趣。并注重这部分内容的讲练结合，使学员能够强化印象，能够做到活学活用
模块一 营养配餐概述	2	1	3	
模块二 人体所需能量及营养素	9	3	12	
模块三 各类食品的营养价值	4	2	6	
第二单元 不同人群的营养配餐	8	4	12	重点：不同人群的生理特点和营养需要、配餐建议及一周食谱定制 难点：不同人群食谱定制设计 建议：先由教师讲解相关知识，再由学员自行设计营养配餐，并由2～3人组成一组进行讨论，最后由教师进行点评
模块一 学龄前儿童的营养配餐	2	1	3	
模块二 学龄儿童的营养配餐	2	1	3	
模块三 青少年的营养配餐	2	1	3	
模块四 老年人的营养配餐	2	1	3	

培训内容	理论知识课时	操作技能课时	总课时	培训建议
第三单元 部分常见病人群营养配餐	5	18	23	重点：常见病人群配餐原则及注意事项，导致不同常见病的不良饮食习惯，常见病人群宜忌食物举例，常见病人群四季一周配餐定制举例 难点：营养配餐的设计 建议：先由教师讲解配餐知识，再由学员自行设计营养配餐，并由2~3人组成一组进行讨论，最后由教师进行点评
模块一 肥胖症患者营养配餐	1	4	5	
模块二 高血压患者营养配餐	1	4	5	
模块三 高血脂症患者营养配餐	1	4	5	
模块四 高血糖及糖尿病患者营养配餐	1	3	4	
模块五 冠心病患者营养配餐	1	3	4	
第四单元 食品卫生安全常识	10	13	23	重点：食品包装及餐具的选择，各类食品的选购与保存，食物中毒的症状、特点及分类，食物中毒的预防，容易导致食物中毒的食物 难点：食品标签信息的识读，劣质食品的鉴别，食物中毒的抢救原则与急救措施 建议：先由教师在讲解的同时加以实物举例和示范，学员利用实物学习相关知识，并演练食物中毒的抢救过程
模块一 食品卫生基本常识	—	11	11	
模块二 各类食品的选购与储存	9	—	9	
模块三 常见食物中毒的抢救及预防	1	2	3	
合计	38	41	79